升级版

养胃就是养命

张厂 ◎ 主编

北京中医药大学东方医院主任医师、中医学博士
世界中医药联合会消化病专业委员会委员
北京中医药学会脾胃病分会委员

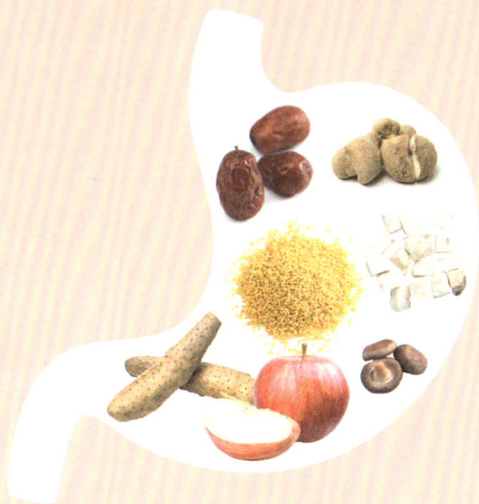

吉林科学技术出版社

图书在版编目（CIP）数据

养胃就是养命：全新升级版/张厂主编. --长春：
吉林科学技术出版社，2021.9
ISBN 978-7-5578-8026-2

Ⅰ.①养… Ⅱ.①张… Ⅲ.①益胃－基本知识
Ⅳ.①R256.3

中国版本图书馆CIP数据核字（2021）第087649号

养胃就是养命（全新升级版）
YANG WEI JIU SHI YANG MING（QUANXIN SHENGJI BAN）

主　　编　张　厂
出 版 人　宛　霞
责任编辑　张延明
全案制作　悦然文化
幅面尺寸　165 mm×235 mm
开　　本　16
印　　张　12.5
页　　数　200
字　　数　200千字
印　　数　1-7 000册
版　　次　2021年9月第1版
印　　次　2021年9月第1次印刷

出　　版　吉林科学技术出版社
发　　行　吉林科学技术出版社
地　　址　长春市福祉大路5788号
邮　　编　130118
发行部电话/传真　0431-81629529　81629530　81629531
　　　　　　　　　　81629532　81629533　81629534
储运部电话　0431-86059116
编辑部电话　0431-81629516
印　　刷　吉林省创美堂印刷有限公司

书　　号　ISBN 978-7-5578-8026-2
定　　价　39.90元

有关数据显示，中国的胃肠病患者达 1.2 亿人，其中慢性胃炎发病率为 30%，消化性溃疡发病率为 10%，是世界当之无愧的"胃病大国"。不按时吃饭、暴饮暴食、抽烟喝酒、饮食不洁、压力过大、心情不好等，都会让胃病在不知不觉间盯上你。

俗语说，"胃病三分治七分养"，足见养胃的重要性。即使没有胃病，养胃也同样重要。那么如何才能养好胃呢？

中医的养胃方法颇多，听本书娓娓道来：

第 1 章，带你了解自己的胃，就像了解人的性格一样，只有了解了胃的情况，才能调养好胃。

第 2 章，在五脏六腑这个大家庭里，胃好了，大家才能相亲相爱，亲密无间。

第 3 章，胃是一个习惯遵守时间表的器官，所以你的饮食生活应有规律，否则，打乱了肠胃的运动规律，胃的功能就会出问题。

第 4 章，告诉你吃什么最养胃，吃对食物，胃的负担减轻了，全身会变得更舒服。

第 5 章，告诉你对养胃、护胃有作用的穴位有哪些，它们能帮你止胃痛、消胃胀、祛胃寒。

第 6 章，教你做与胃的节奏合拍的慢运动，从而可增强脾胃健运功能，促进食物的消化与吸收。

第 7 章，防治胃病就像一场战争，战胜了它，你就可以拥有健康。

万物有常，人的生命是有其规律的。本书就是想告诉大家，养胃要保持有节制、有规律的生活，这是活到天年的智慧。

目录

第1章 养生必养胃，胃强身体壮

你了解自己的胃吗 12

胃主受纳、腐熟 12

胃以通为用，以降为顺 13

胃喜润恶燥 14

胃为什么不会消化自己 15

平凡而神奇的胃黏膜 15

胃排空是怎么回事 16

食物排空时间表 17

胃动力为何会出现障碍 18

养足胃气百病不侵 19

人以胃气为本 19

治病重在保胃气 20

"胃"老先衰，且治且养 21

胃衰老了，人就会老 21

十胃九病，胃最可怜 22

治胃不养胃，工夫全白费 23

会养胃，胃就不乱疼 24

胃有四个"死对头" 24

胃有四个"好朋友" 25

什么职业的人易患胃病 26

这些行为很伤胃 27

三餐不定时、爱吃烟熏制品、常吃
太烫的食物——易致胃癌 27

边走边吃、边看边吃——易消化不良 27

经常抽烟、喜喝烈酒、饮食不洁——
易引发胃溃疡 28

喜吃汤泡饭、常吃太辣——加重胃肠
负担 28

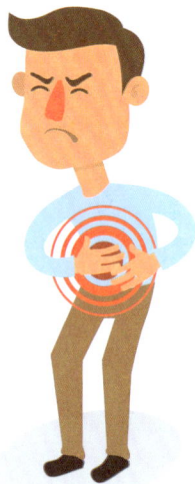

第 **2** 章　脏腑和谐，胃才能平安

胃与脾——亲如手足	30
脾胃配合默契	30
胃不好，脾也不好	31
脾胃不和，百病内生	32
脾胃虚弱，万病皆难养	33
胃与肠——同心同力	34
饭后自检：查你有无肠胃病	34
测测你的肠道年龄	35
三招养出好肠胃	36
养成每天排便的习惯	37
胃与心——肝胆相照	38
胃与心两相照	38
胃不和则卧不安	39
治脾胃病提倡"心胃相关"	40
心情舒畅，静心养胃	41

胃与肝——荣辱与共	42
肝胃不和，消化系统不好	42
情绪不好殃及肠胃	43
肝胃郁热易致上火	44
肝胃同治，胃脘痛不复发	45
胃与肺——母子连心	46
咳嗽是"聚于胃，关于肺"	46
肺胃有热，嗓子常疼	47
酒渣鼻是肺胃煎熬的结果	48

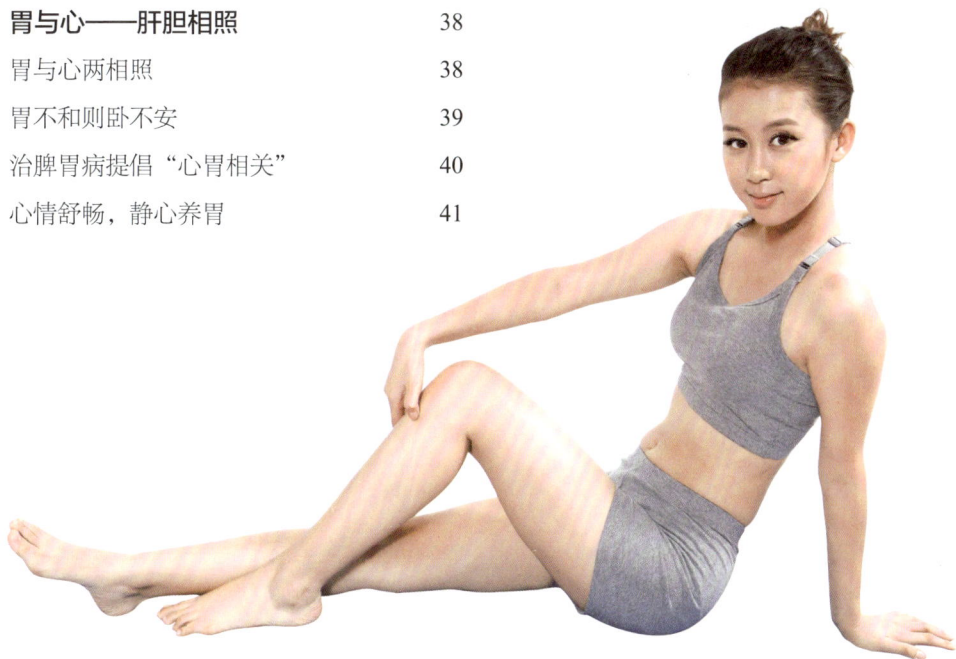

第 **3** 章　饭要一口口吃，胃要一点点养

养胃要遵守时间表	50	
5:00~7:00 喝杯温开水	50	
7:00~9:00 吃早餐	51	
12:00 午餐后别马上午睡	52	
16:00 加餐最保胃	53	
19:00 晚餐后站立助消化	54	
养成好习惯，每天为胃减负	55	
饭前吃一点开胃的菜和汤	55	
吃饭八分饱，喝酒悠着点	56	
细嚼慢咽，一口饭咀嚼20下	57	
吃饭时要心情愉快	58	
饭后要充分休息	59	

养胃无大道，细节就奏效 60
八种食品空腹吃伤肠胃 60
胃常泛酸的人如何调配饮食 61
温和饮食最得胃心 62
胃肠不好，粗粮怎么吃 63
蒸、煮、炖食物能养胃 64
做菜勾芡保护胃黏膜 65
粥喝对了养胃，喝错了伤胃 66
有胃病，喝粥不如吃面食 67
什么时候吃水果不影响消化 68
吃夜宵如何减轻肠胃负担 69
天寒天热，都要给胃保暖 70
肠胃不好，喝茶有讲究 71
服用胃药时，要注意胃药有"四怕" 72
服用哪些药易损伤胃黏膜 73
服用哪些药可防酒精伤胃 74
认清养胃误区，明明白白来护胃 75
想要养胃，就得拒食辣吗 75
多喝牛奶能治胃病吗 75
胃痛多吃苏打饼干有效吗 76
胃不舒服时，喝粥比较好吗 76
胃不好的人能吃甜食、醋吗 77
饭后吃药不伤胃吗 77
少食多餐胃就能舒服了吗 78
吃胃药需要多喝水吗 78

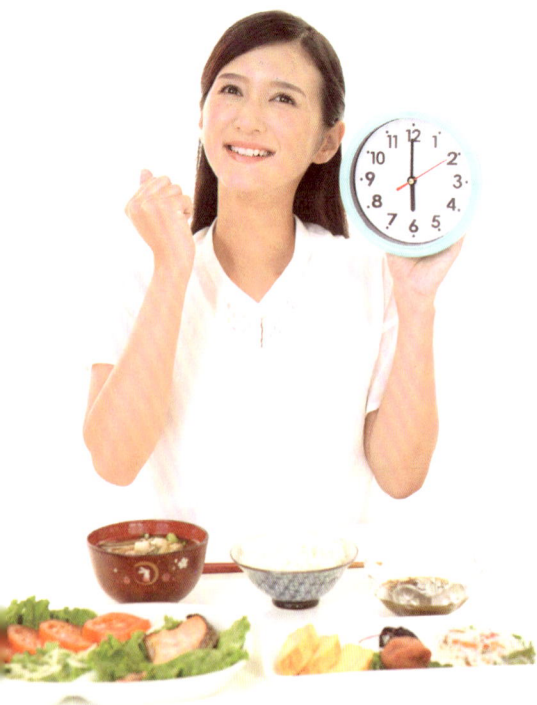

第**4**章 胃不好，吃什么最养胃

胃热怎么吃   80

胃热易有牙痛口臭   80

去胃热的明星食物   81

• 玉米绿豆粥 / 苦瓜绿豆汤   82

• 豆芽荞麦面 / 白萝卜梨汁   83

胃寒怎么吃   84

胃寒腹泻脸苍白   84

暖胃的明星食物   85

• 萝卜羊排汤 / 南瓜牛肉汤   86

• 生姜羊肉粥 / 核桃补肾红茶   87

胃阴不足怎么吃   88

胃阴不足口干舌红   88

补胃阴的明星食物   89

• 冬瓜薏米鸭肉汤 / 百合山药枸杞子甜汤   90

• 莲藕山药汤 / 玉竹桑葚茶   91

吃对吃好，胃才舒畅   92

大蒜 防胃癌   92

• 蒜蓉菜花 / 蒜蓉空心菜   93

生姜 缓解反胃、呕吐   94

• 红枣生姜饮 / 姜糖苏叶饮   95

山药 改善脾胃虚弱   96

• 牛肉山药枸杞子汤 / 清炒山药   97

圆白菜 缓解胃部溃疡   98

• 手撕包菜 / 圆白菜汁   99

土豆 土生土长补胃土   100

• 牛肉土豆汤 / 地三鲜   101

胡萝卜 健胃"小人参"   102

• 胡萝卜菠菜汁 / 胡萝卜炒木耳   103

菠菜 益肠胃，通便秘   104

• 菠菜猪血汤 / 蒜蓉菠菜   105

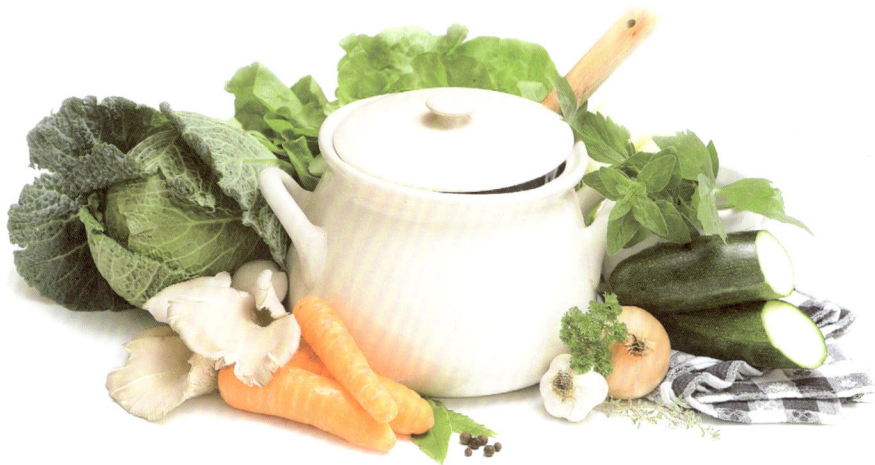

南瓜　保护胃不受刺激 106

• 燕麦南瓜粥 / 红枣蒸南瓜 107

板栗　胃纳不佳可常食 108

• 板栗红薯粥 / 板栗炒香菇 109

桂圆　温胃补脾安心神 110

• 花生桂圆红枣汤 / 山药桂圆汤 111

红枣　强化胃肠功能 112

• 百合红枣牛肉汤 / 黑米红枣粥 113

小米　补胃气，扶正气 114

• 鸡蛋红糖小米粥 / 小米面发糕 115

薏米　健脾益胃 116

• 南瓜薏米饭 / 红豆薏米粥 117

红薯　补中，暖胃，消食 118

• 芋头红薯粥 / 姜汁红薯条 119

猴头菇　胃肠保护伞 120

• 鲍汁猴头菇 / 黄豆猴头菇鸡汤 121

鸡肉　健脾胃 122

• 竹排糯香鸡翅 / 四川棒棒鸡 123

鲫鱼　温胃促食，通乳 124

• 萝卜丝鲫鱼汤 / 鲫鱼冬瓜汤 125

猪肚　煲汤很养胃 126

• 莲子猪肚汤 / 猪肚大米粥 127

山楂　消食健脾胃 128

• 橘皮山楂粥 / 核桃山楂饮 129

木瓜　帮助消化肉类 130

• 冰糖炖木瓜 / 木瓜香橙奶 131

苹果　既通便又止腹泻 132

• 羊肉苹果汤 / 苹果麦片粥 133

香蕉　恢复肠道功能 134

• 香蕉粥 / 香蕉苹果牛奶饮 135

牛奶　保护胃黏膜 136

• 奶油南瓜浓汤 / 牛奶燕麦粥 137

酸奶　肠胃健康的守护神 138

• 苹果酸奶饮 / 五谷酸奶豆浆 139

药食两用，调胃护胃 140

黄芪　补脾胃之气 140

• 黄芪羊肉煲 140

茯苓　健脾和胃 141

• 豆蔻茯苓馒头 141

白术　消食除痞 142

• 参术健脾茶 142

人参　补气以生津液 143

• 人参茯苓二米粥 143

麦冬　善养胃阴 144

• 玉竹麦冬银耳羹 144

甘草　益气补中 145

• 陈皮甘草茶 145

薄荷叶　放松胃部肌肉 146

• 薄荷利咽茶 146

第 **5** 章　人体自有养胃药，一生到老胃不伤

胃经上的养胃大穴　148

足三里穴，养胃强身第一穴　148

气舍穴，缓解恶心和打嗝　149

天枢穴，双向调节胃肠道　150

梁丘穴，止胃肠痉挛腹痛　151

丰隆穴，祛痰湿，消胃胀　152

内庭穴，胃肠积热的克星　153

其他经络上的养胃妙穴　154

中脘穴，治疗胃病的专家　154

内关穴，缓解心口部的不适　155

胃俞穴，常艾灸防胃病　156

神阙穴，善调脾胃之病　157

公孙穴，摆平胸腹毛病　158

第 **6** 章　保胃运动，养胃也需动起来

慢运动是养胃的标配　160

慢运动：不求速度，只求健康　160

有节律的慢运动更养胃　161

养胃病最需要的慢运动　162

散步：让胃健康起来　162

慢跑：消化功能在变强大　163

内养功：调和肠胃，养老胃病　164

太极拳：使腹部气血流畅　165

八段锦：调理脾胃须单举　166

省时有效的保胃小动作　167

摩腹：清内生之百证　167

托腹：调理胃肠疾病　168

擦丹田：增强胃肠功能　168

扭腰：健胃防便秘　169

多蹲少站：胃不下垂　169

叩齿咽津：好牙好胃口　170

赤龙搅海：健脾和胃　170

抬高双脚：减轻胃疼　171

向前抱腿：调理消化不良　171

扭转双腿：减轻消化道炎症　172

动脚趾：健脾胃　172

第 **7** 章　胃病三分治七分养，彻底除去病根

胃病多发，不得不防 174

看看舌苔知胃病 174

胃痛：别把胃痛都当胃病 175

胀气：胃胀恶心也得治 176

泛酸：胃灼热是胃病惹的祸 177

胃不舒服：任何不适都得警惕 178

胃镜检查要注意什么 179

高度警惕胃癌的胃外表现 180

同是胃病，发病各不一样 181

小孩也会得胃病 181

年轻人的胃病扛不得 182

老年人的胃病常合并他病 183

老胃病靠养也靠治 184

胃病为何老是断不了根 184

治疗溃疡是关键 185

过分忌口没必要 186

调养有招，胃病不复发 187

急性胃炎——饮食不能马虎 187

慢性胃炎——因忽视而落下的病根 188

• 山药蜜奶 / 糯米莲子山药糊 189

胃溃疡——易产生癌变等并发症 190

• 圆白菜汁 / 茉莉花粥 191

胃肠神经症——情绪变，病波动 192

• 西芹百合 / 香菇笋片汤 193

胃下垂 ——让胃升举起来 194

• 黄豆黄芪大米豆浆 / 黄芪山药薏苡仁粥 195

胃食管反流——因忽视而落下病根 196

• 花生南瓜羹 / 核桃花生小米粥 197

胃癌——早发现早治疗 198

• 百合芦笋汤 / 竹荪木耳汤 199

幽门螺杆菌——导致多种胃病的细菌 200

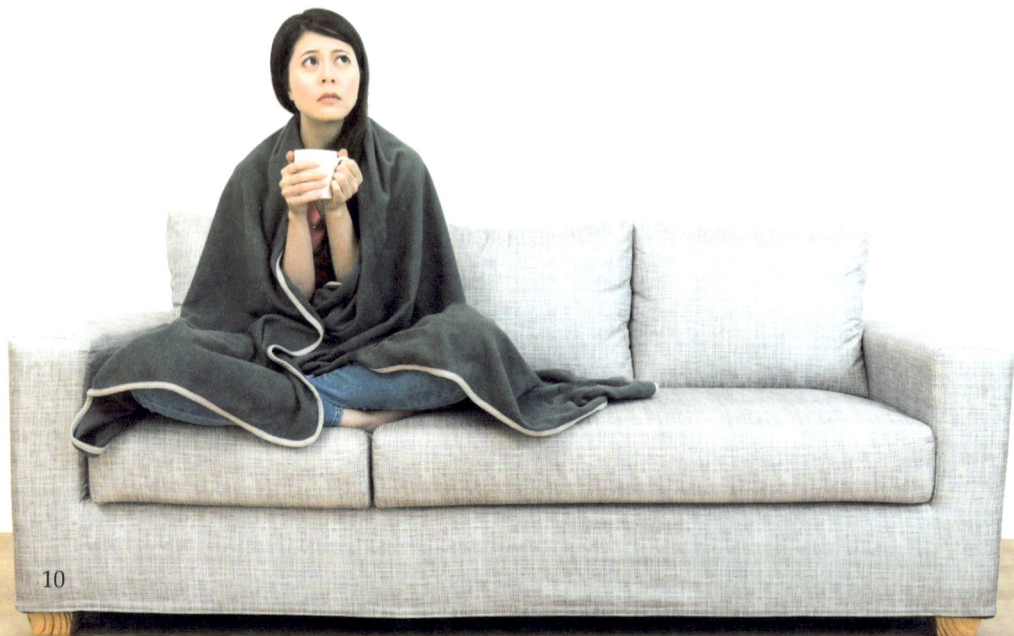

第
（1）
章

养生必养胃，
胃强身体壮

胃像是一个粮仓，我们吃的东西，需要胃来受纳、装盛、容盛。胃更像是一个处在中游的大湖，食物经过上游的口、咽喉、食管顺流而下，经过胃而留下营养成分，再流向下游的肠道。

你了解自己的胃吗

胃主受纳、腐熟

中医指的"胃"实际上包括食管、胃、十二指肠等上消化道的解剖部位，包括其生理功能。胃为水谷之海、仓廪之官，"仓廪"是储藏粮食的地方，胃的官职就类似于粮仓的管理员，它主受纳、腐熟，不仅负责接受和容纳食物，还可以将食物初步消化，转化成食糜，再下传于小肠，最终形成的精微物质经脾的运化而营养全身。

胃主受纳

中医讲胃主受纳，我们吃的东西在胃里面，需要胃来进行受纳、装盛、容盛等作用。"受纳"指接受和容纳水谷。食物首先得在口腔里被咀嚼成细小的颗粒，吞咽后食物颗粒经食管进入胃，胃像个大袋子，里面很宽敞，食物都暂存在这里，这一过程称之为受纳。在整个消化道中，胃腔容量较大，所以有"水谷之海"之称。

胃主腐熟

胃主腐熟，指胃具有将水谷饮食初步消化为食糜的功能。我们吃进去的食物被胃受纳后，胃就不停地蠕动，分泌胃液帮助混合搅拌这些已被咀嚼成的细小颗粒，并研磨为半液体状食糜，以便消化吸收。

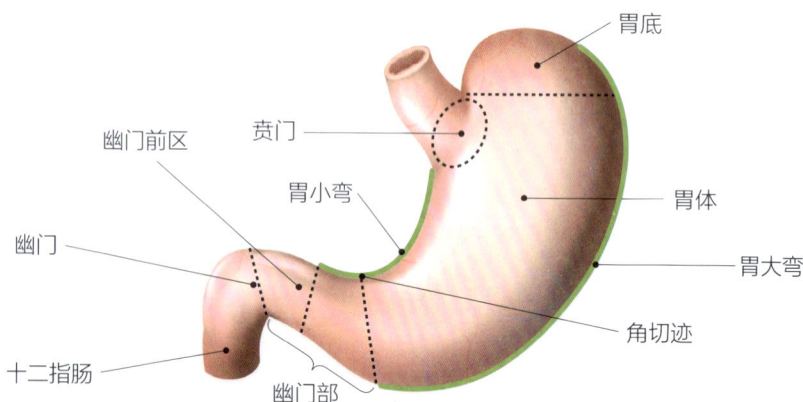

（胃底 / 贲门 / 幽门前区 / 胃小弯 / 胃体 / 幽门 / 胃大弯 / 角切迹 / 十二指肠 / 幽门部）

在 X 线钡剂透视下，胃的形状多呈钩状或牛角状。胃一般分为 4 部分：（1）贲门部分：指贲门附近的 3 厘米范围内；（2）胃底部分：从贲门向胃大弯侧画一水平线，此线以上部分，即贲门向左上方膨出的部分；（3）胃体部分：胃的中部，即胃底与幽门窦之间面积最大的部分；（4）幽门部分：距幽门口约 5 厘米处，胃小弯有一从左向右的弯曲形成一个切迹叫胃角切迹，幽门部分是指角切迹至幽门之间的部分。

胃以通为用，以降为顺

从功能上来说，胃以通为用，以降为顺。作为食物进入小肠的过道，我们的胃只有在道路通畅的情况下才能发挥作用。如果吃得过饱，食物在胃中"大塞车"，通道便会被堵塞，胃就无法发挥磨碎、消化、传输的作用。

胃的通降功能

胃是人体的食物加工厂，为了使食物便于消化吸收，就必须重视其通降功能。胃以通降下行为顺。

吃进去的食物经胃之腐熟，分解混匀成食糜后，通过胃气主降的作用，将食糜逐步分批下排至十二指肠等小肠。小肠很长，在腹部盘成一团。食物进入小肠，就像在一条弯弯曲曲的传送带上。凡是传送带经过的地方，都可以吸收食物中的营养物质。营养成分进入血液里，然后被脾输送到全身的各个部位，而那些对身体没用的残渣，会被传送到大肠。大肠将食物残渣吸收水分后形成粪便排出体外。

这个由入至出的过程，即通降过程，是取精华、去糟粕的一个过程。

胃是通降功能之枢纽

脾胃共居中焦，脾主运化，以升为健；胃主受纳，以降为和。脾升胃降，纳运正常，共同完成水谷精微的消化吸收，化生气血，充养机体。脾升胃降对于人体全身气机的调节起的是中轴枢纽作用。

脾主升清，运精微与津液上达；胃主降浊，降食糜与糟粕下行。胃承上启下，是通降功能之枢纽，是肠道通降功能的起始动力。如果胃肠通降失常，则会产生如肠梗阻、肠套叠、肠粘连、肠麻痹、肠扭转、胃扭转、胃脘痛、蛔虫梗阻、急性胆囊炎、胆结石、急性胰腺炎、呃逆、呕吐、呕血、腹胀（气滞性）、便秘等各种病症。

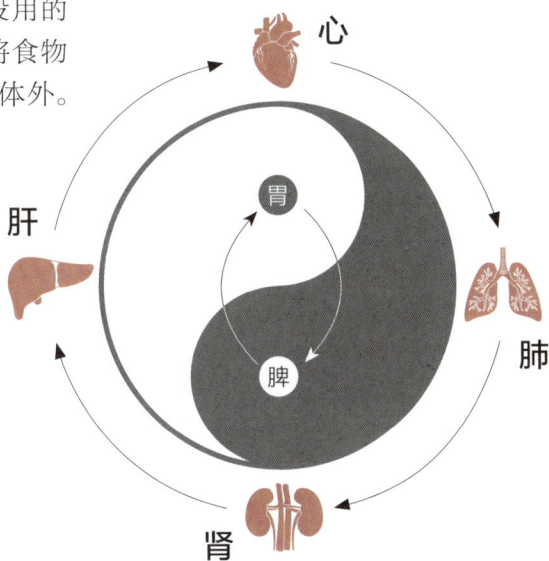

脾胃居中焦，为升降出入之枢纽。脾主升清，胃主降浊，二者对向运动，能使气机运转起来。脾胃在体内起到一个车轴的作用。脾胃一升一降，才能使正常的水液代谢及食物消化吸收功能正常

胃喜润恶燥

在阴阳五行学说中，脾胃属土，脾为阴土，胃为阳土，脾喜燥恶湿，胃喜润恶燥。如此说来，胃属燥土，就像干润的土地一样，希望有水滋润。

熬夜、压力大都可伤胃阴

从中医的角度看，长期熬夜、睡眠质量不高、精神常处于紧张状态，都可能导致人体胃阴不足。从五行学说来看，胃属燥土，喜润恶燥，就像干润的土地一样，希望有水滋润。从睡眠方面来说，"浓睡为养阴之法"是中医的一句名言。如果一个人的睡眠质量不高，便容易暗耗阴液。此外，人体的汗液也同属阴液，很多人之所以在酷暑吃不下饭和出汗多，与损伤阴液也有很大关系。

苦味之品易化燥伤阴

苦寒伤胃，本身脾胃虚寒的人不宜过食苦味食品，否则容易引起恶心、呕吐、腹泻等不良后果。同时，苦味之品容易化燥伤阴，损伤人体的阴液，尤其老年人，如果平素有形体消瘦、手足心热、午后低热、夜间盗汗等阴虚体质的表现，要避免过多食用清苦降火之品。

喝酒耗损胃阴

中医认为，胃喜润恶燥。酒是火热之品，可使胃火炽盛，从而出现胃痛、口苦、牙痛等胃火盛的表现，严重的甚至可能因热迫血行而出现呕血、便血等消化道出血的情况。所以，胃病患者是不宜饮酒的。

汤水食物养胃

在饮食上应以汤、羹、汁等汤水较多、清淡而又能促进食欲、易消化的膳食为主，这样才能达到健脾养胃的目的。所以，广东人都爱喝粥煲汤，以此养胃强身。也有专家建议以"早起喝水、中午喝汤、晚饭喝粥"这种汤汤水水的饮食方式来养胃。

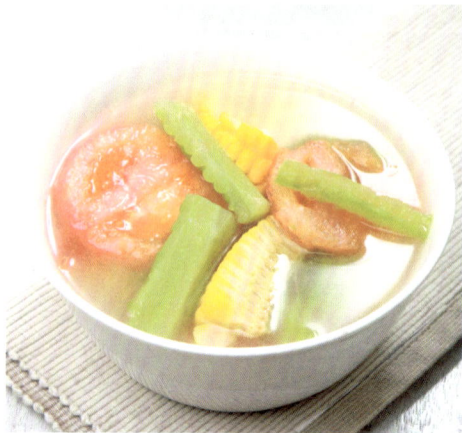

许多注重养生的人对喝汤都情有独钟。的确，多喝汤水对养胃有较好的效果

胃为什么不会消化自己

平凡而神奇的胃黏膜

胃液中含有酸度很高、浓度很大的盐酸，胃液不仅能消化食物，还足以把小铁钉溶化掉，胃液中还含有强烈分解蛋白质的胃蛋白酶。但在正常情况下胃为什么不会消化自己呢？这主要与胃黏膜有关。

胃黏膜的结构

胃黏膜柔软，活体呈橘红色。胃空虚时形成许多皱襞，充盈时变平坦。成人胃黏膜的表面积约为 800 平方厘米。胃黏膜可分为 3 层。

上皮层	固有层	黏膜肌
能分泌黏液覆盖于胃黏膜的表面，既可起润滑作用，又可防止高酸度胃液与胃蛋白酶对黏膜的损伤	含有大量的胃腺（也称为泌酸腺），它们分别是贲门腺、幽门腺、胃底腺。其中，胃底腺是胃液的主要分泌腺，它主要由主细胞（又称为胃酶细胞，主要功能是分泌胃蛋白酶原）和壁细胞组成	有利于胃腺分泌物的排出

胃黏膜分泌高浓度的胃酸

胃底腺的壁细胞上的质子泵每秒能分泌多个氢离子，从而使胃腔内达到很高的酸度。须知，要是没有高浓度的胃酸，主细胞分泌的胃蛋白酶就无法被激活，就无法将蛋白质消化分解。随食物混入胃内的病原菌和病毒等也不能被胃酸杀死，从而兴风作浪，导致胃黏膜受损、感染。

胃黏膜的保护神是前列腺素

前列腺素广泛地存在于消化系统中，并且大量地存在于胃肠黏膜中，而前列腺素正是胃黏膜的保护神。动物或人体的大量实验证明，前列腺素能强烈地抑制胃液分泌，包括胃液量、胃酸排出量、胃蛋白酶排出量等，并且有很强的抗胃溃疡作用。

胃黏膜是如此神奇

胃黏膜自身的细胞也由蛋白质构成，为什么不会被酸性胃液所消化？原来，正常的胃黏膜在其结构和功能上有独特之处，能对抗胃酸而不受其侵害，称之为胃黏膜的屏障功能。

胃排空是怎么回事

一般来说，食物进入胃后约5分钟，胃即开始收缩蠕动，有节律地将食物研磨搅拌并推送至幽门。经过初步消化的胃内容物最后被排入十二指肠。这个过程被称为胃排空。

胃排空很关键

胃不能及时排空，食物滞留在胃中，胃就不能获得休息的时间。且滞留的食物会发生变化，发酵产气，有细菌繁殖，或者成块状，从而产生一系列的胃病症状，比如，泛酸嗳气、上腹不适、胃痛、呕吐、恶心、乏欲、等等。

中国人的饮食习惯多煎炒，过于油腻，当食物中含有脂肪时，胃排空时间明显延长，脂肪的消化与吸收要靠来自胰腺的脂酶与来自肝脏的胆汁，前者分解脂肪，后者将之乳化便于脂酶分解及小肠吸收。

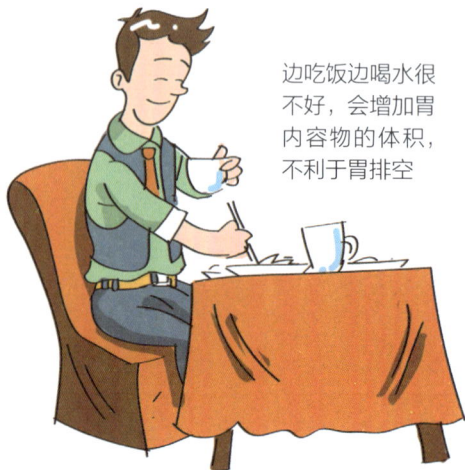

边吃饭边喝水很不好，会增加胃内容物的体积，不利于胃排空

胃排空的时间

胃内食物全部排空的时间与食物的量和质及胃运动情况有关，水最快（约10分钟排空）、脂类最慢，大块食物的排空慢于小颗粒。

3种主要食物成分为糖类、蛋白质类、脂类，其中糖类排空最快（2小时以内），蛋白质次之（2~4小时），脂类最慢（原因是脂肪可抑制胃液分泌，使其消化力降低，所以，当人们吃了高脂肪油腻食物后久久不饿就是这个道理）。一般情况下，对于混合性食物，胃完全排空的时间需4~6小时。因此，饮食应该细嚼慢咽，不宜多食脂类食物，以利于胃排空，减轻胃的负担。

分食制促进胃排空

如果你有功能性胃病，为了促进胃排空及修复，不妨进行分食制，即所有的食品按其消化排空时间进行安排，一般先喝水喝汤，再吃水果蔬菜，再吃饭，饭后吃肉。

其实进食中与进食后都不主张喝饮品，因为会增加胃内容物的体积。在胃内容物向肠内逐渐排出后，如半小时或者1小时后，可以喝水，此时可以稀释内容物，同时刺激胃蠕动，有利于胃排空。

食物排空时间表

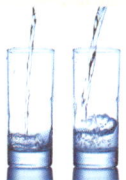

约10分钟
水

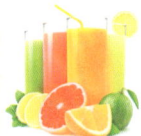

15~20分钟
果汁（水果蔬菜汁、无油菜汤）

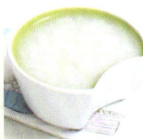

15~20分钟
流食（不含脂肉类、蔬菜水果沙拉）

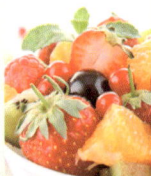

20~40分钟
水果（多汁类20分钟，其他30~40分钟）

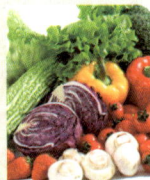

30~50分钟
蔬菜（多汁类30~40分钟，菜叶类40分钟，根类45~50分钟）

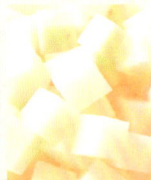

约60分钟
淀粉类（如薯类等）

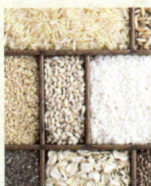

约90分钟
谷物类（米面等）

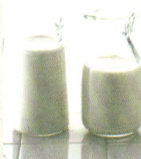

约90分钟
脱脂牛奶

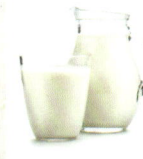

约120分钟
全脂牛奶

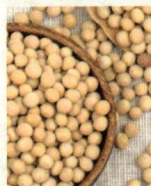

约120分钟
豆类

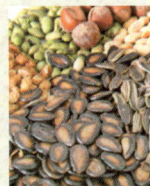

约150分钟
坚果（瓜子、开心果等）

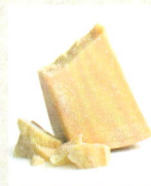

4~5小时
奶酪

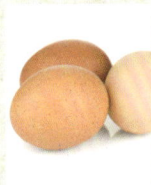

30~45分钟
蛋

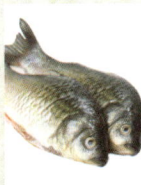

约30分钟
鱼类（含脂少者30分钟）

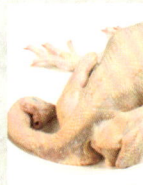

90~120分钟
鸡肉（不含皮）

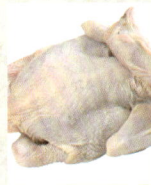

120~135分钟
火鸡（不含皮）

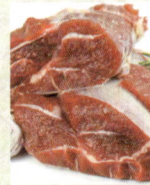

3~4小时
牛羊肉

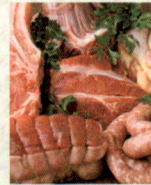

4.5~5小时
猪肉

胃动力为何会出现障碍

胃动力指的是胃部肌肉的收缩蠕动力，包括胃部肌肉收缩的力量和频率。当人的胃动力出现障碍时，会发生上腹胀满、易饱、饭后腹胀、恶心、呕吐等消化不良症状。而胃动力障碍是造成非溃疡性消化不良的主要原因。一般来说，造成胃动力障碍有以下几个因素。

胃分泌功能紊乱

人的胃壁中有两种具有分泌功能的细胞，一种分泌消化酶，另一种分泌胃酸。当这些细胞的功能下降时，消化酶和胃酸的分泌也随之减少，这样会反射性地抑制胃部肌肉的收缩和蠕动，从而产生胃动力障碍。

精神情绪变化

研究证实，精神紧张和情绪悲伤可使胃功能紊乱，从而造成胃肌收缩频率下降，胃中食物不能及时排到肠道中，形成胃内食物和气体滞留，产生腹胀、嗳气、恶心等诸多症状。

进食不当

进食过多的萝卜、土豆、红薯、板栗等食物，或暴饮暴食、饮食过量，使胃的负荷超过常态，胃部肌肉蠕动力量不足，胃不能按时排空，胃内积存食物过久，会导致胃动力不足。

细菌感染

一般细菌很难在胃中生存，而胃幽门螺杆菌却可以长期在胃黏膜中生存。当人的胃黏膜被感染后，可以发生黏膜炎症，也可以发生黏膜溃疡。这种细菌感染也会影响到胃部肌肉的收缩和蠕动，引起胃动力障碍。

糖尿病因素

糖尿病患者的微血管病变可以引起全身各组织器官的自主神经功能紊乱。胃部肌肉活动主要受自主神经支配，故严重的糖尿病患者经常会出现胃动力障碍症状，中医学上称之为糖尿病性胃轻瘫。

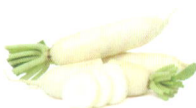
萝卜

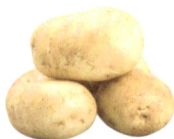
土豆

这些食物容易产气，吃多了易导致胃动力不足

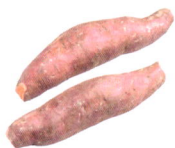
红薯

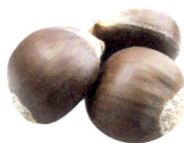
板栗

养足胃气百病不侵

人以胃气为本

一个人的胃气是其胃功能的体现，胃的接受、盛纳及腐熟水谷均是在胃气的作用下才得以进行的，其他脏腑必须获得水谷的精气，才可维持其功能。所以，中医学很重视"胃气"，认为"人以胃气为本"。

胃气强，五脏六腑皆强

中医认为，胃气强则五脏俱盛，胃气弱则五脏俱衰。因此，养生必须先养脾胃。

在中医理念中，人需要具备精、气、神三种东西才能够保持健康，五脏六腑也都是靠着精气来运转的。"人受气于谷，谷入于胃，以传与肺，五脏六腑，皆以受气。"其中所需要的精气都是来自于胃。

如果把人体比作电动玩具，胃就像其中的电池，如果没有充足的电力，那么整个电动玩具就无法被驱动。所以古代很多医书上说："胃者，人之根本，胃气壮，五脏六腑皆壮也"。

保胃气，防胃病

胃气一般泛指胃的消化功能。胃气平和则饮食正常；胃气逆则呕吐，食入即出；胃气虚则饥不受谷食。

现代人生活节奏快，饮食越来越不规律，胃病的发生率也越来越高。俗话说"胃贵在养"，要预防胃病发生，平常要保护好我们的胃气。

保胃气最重要的是规律饮食，且一定要吃主食。有的人每天只吃一顿饭，不吃饭哪来的胃气啊？

我们的先贤早就深刻认识到五谷杂粮——主食的巨大保健作用，并从实践体验中得出了"食五谷治百病""米粥饭暖胃养气"的结论。

先天不足后天补

肾为先天之本，脾胃为后天之本。中医讲"先天生后天，后天养先天"，虽然肾中精气主要来自于先天，但更为重要的一点是还要靠后天的保养。所谓"精不足者补之以味"，就是指身体虚弱、元气不足、五脏多种虚证等，都可以通过食养、药养调补脾胃以生精补虚。

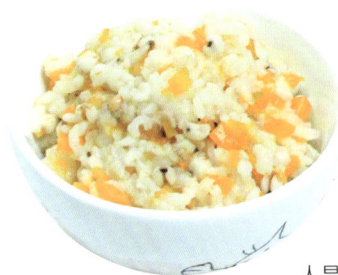

人是铁，饭是钢，不吃主食，哪来的气血能量

治病重在保胃气

胃气的虚实，关系着人体之强弱，甚至生命之存亡。《黄帝内经》中说："有胃气则生，无胃气则死。"所以说看病的时候，大夫望、闻、问、切，问患者，饮食怎么样，吃东西香不香，大便怎么样。首先看你的消化道，如果吃东西都挺好的，大夫心里就踏实了，再有任何病都好调理。

胃气在诊治病患中意义重大

《黄帝内经》中说："平人之常气禀于胃，胃者平人之常气也，人无胃气曰逆，逆者死。"临床上也常把保胃气作为重要的治疗病患的原则——有胃气则生，无胃气则死。《黄帝内经》中还有专门的记载："胃为五脏六腑之海，其清气上注于肺，肺气从太阴而行之，其行也，以息往来，故人一呼脉再动，一吸脉亦再动，呼吸不已，故动而不止。"这些论述说明胃是五脏六腑能量的来源，胃消化的水谷之气在人的呼吸以及脉搏跳动上起着重要作用。

用药需谨慎，避免损害胃气

《中国医学大辞典》中说不论治何病患，都适合首先保护胃气，而虚证尤甚，且其他内外诸病要投药物之中，凡和胃气相违者，概宜慎用。中医还讲，"胃气一败，百药难施"。胃气散了，有病之后，药吃下去，也难吸收，治疗无法达到预期的效果。

所以，在处方用药时，大夫必须考虑到不要损害胃气。例如，过度用苦寒药或者泻下药，很有可能会损害胃气，因此，使用时必须把握好分寸。

诸病不愈必寻脾胃

明代医书《慎斋遗书》上说："诸病不愈，必寻到脾胃之中，方无一失……治病不愈，寻到脾胃而愈者甚多。"意思是说，如果疾病绵延不愈，必定从脾胃治疗。

有位50多岁的女士十几年来胃一直不太好，她面色发白，说话慢声细语。年轻的时候她生活压力大，工作很拼命，一天忙到晚，常顾不上吃饭。现在吃点东西胃部就会发胀，感觉像个皮球。大便也不好，时而便秘，时而便溏。家里胃药不断，但还是时好时坏。

这位患者，十几年来不断求医，却没什么效果。其实最主要的原因是，她胃一直不好，不能好好吃饭。就算其他症状治好了，但没有胃气的支撑，元气不能恢复，疾病也会反反复复。

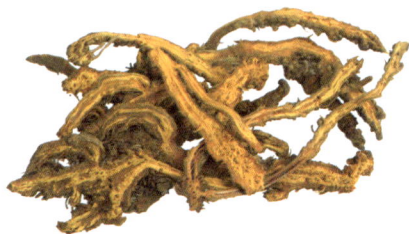

味苦性寒的黄连，大量服用可损害胃气，服用时需谨慎

"胃"老先衰，且治且养

胃衰老了，人就会老

俗话说"民以食为天"，中国人向来看重吃，中国的美食更是闻名世界。人们常说"胃口好，吃饭香，身体棒"，胃不好的人面对美食美味也只好自叹命运不公了。不仅如此，更有研究表明，胃不好的人老得更快，这究竟是为什么呢？

胃是"五脏六腑之海"

中医认为胃是"五脏六腑之海"，诸多重要的器官都靠着胃来提供能量，人们日常所需的能量皆来自于此。

现代医学则认为，胃作为消化系统中重要的一员，日常进食的食物经过胃部分泌出的多种酶分解成可以吸收的养分，用于供给五脏六腑以及人体日常所需的能量。

脾胃功能好，吸收营养物质充分，供应到人体各个脏腑器官、血液津液的物质就充足，人体生长就旺盛，生命力自然强大。如果脾胃功能十分差，吃啥啥不香，那么各个脏腑、血液都得不到濡养，人又怎么能健康呢？这是个非常明显的道理。所以，脾胃功能的好坏直接关系到头脑、心、肝、肺、肾、气、血、津液、骨骼、肌肉、皮毛的健康与否。

胃衰老，人就衰弱、衰老

脾胃是气血生化之源，是所有营养的来源，后天生长所需的一切营养物质都要靠脾胃的运化和吸收功能来完成。而脾胃虚弱（气虚或阴虚）、脾运不及、胃失腐熟受纳之功，常会造成胃的衰老。

生活中，我们常能见到脾胃虚弱的患者，他们往往面色苍白或者萎黄，没有光泽，体态非常消瘦，好似一阵风就能吹倒似的，说话多半有气无力，精神也萎靡不振，浑身上下这儿疼那儿疼，全身都不舒服，总给人一种衰弱衰老的印象。这就是由于脾胃功能受损造成的。看着这样的患者往往让人顿生怜悯之心。你想，脾胃是气血的来源，如果脾胃功能差，气血就不能滋养面部，连小美女也会变成黄脸婆，更何况是患者了。

胃衰老不是单一的

从中医学整体观念出发，胃衰老不是单一的，脾胃为气血生化之源，灌溉五脏六腑，"胃虚则脏腑经络皆无以受气而俱病""胃虚则五脏六腑、十二经、十五络、四肢皆不得营运之气，而百病生焉"，可见，胃发生病变，常可波及其他脏腑。

十胃九病，胃最可怜

人体之中，只有消化道、呼吸道是跟外界相通的，呼吸道只与口相通，而消化道上下两口都通。每天无论是吃饭还是各种情绪的发泄，受损伤最大的器官就是胃。所以胃是消化系统中最可怜的部位，酸甜苦辣都到胃里。许多人可能一生中肝没有什么大问题，肾也没有什么大毛病，但几乎每个人的胃都多多少少出过点毛病。难怪民间有"十胃九病"的说法。

胃能"诉说"自己的难受

相对于身体的其他部分，胃是一个比较敏感的器官，也是比较容易与之对话的器官。很多人不知道肝会难受、胆会难受，但胃的难受一般人都有体验。饿着了，吃多了，受寒了，吃油腻了，胃都会做出反应，如酸胀疼等。总之，胃是很容易做出反应的一个器官。我们对胃的各种不良感觉都要当作它的一种诉说，那是胃的语言，要给予重视。

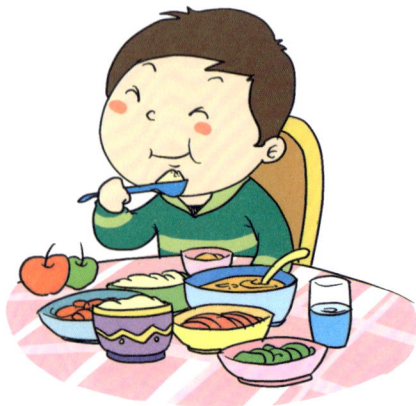

胃每天很辛苦

你看一个家庭主妇每天早上起来第一件事就是出门买新鲜的菜，一买就是一大堆，有生有熟，瓜果菜肉粮食等，这些东西最终都要交给胃来消化处理。这样看来，胃真是很辛苦的，它的功能是很重要的，也是无法取代的。

我们的胃，就像是一个处在中游的大湖，食物经过上游的口、咽喉、食管顺流而下，经过胃而留下营养成分，再流向下游的肠道中。因此，很多人肠胃不舒服，就会上吐下泻。

找到胃不好的原因

胃的反应就是胃的语言，在和胃对话的过程中，你会逐渐了解到胃为什么会生病。

临床上，胃病会出现食胀、舌淡无味、口苦、腹泻、食欲缺乏、泛酸、胃灼热、四肢乏力等症状。

一般来说，胃的状态不好主要有三个原因：第一，与吃喝有关，如吃喝不合适、不节制、不合理、不卫生等；第二，与你的整个生活安排和生活节奏有关，如紧张、过劳、压力大、情绪不良等；第三，与内心深处还有消化不了的事情有关。

大吃大喝、暴饮暴食，
常让脾胃受伤

治胃不养胃，工夫全白费

虽是"十胃九病"，而得了胃病则需要"十病九养"。任何治疗都不是一蹴而就的，尤其是老胃病，更要治养结合。正所谓"胃病三分治七分养"。该吃的时候吃，该动的时候动，该睡的时候睡，轻轻松松养好你的胃。

养护胃要做到标本兼治

经常胃不好的人，各脏腑缺乏动力，难以正常维系。一开始还能硬撑，表面上看没有什么病，到后来各种病症就会一一显现。于是，许多患者自行到药店买西药吃，症状缓解了，以为病就好了。其实，很多药物在治疗病症的同时又对胃造成了二次伤害，经常服用药物也容易产生依赖以及不良反应，治标不治本。

而中药温中健脾，营养物质渗透到胃黏膜下层，为黏膜细胞补充营养，使萎缩的胃腺体恢复原状，正常分泌胃液和肠胃激素，从而调理胃内部环境，是老胃病患者的最佳选择。如果嫌中药熬制太麻烦，患者可以对症选择合适的中成药，同样能达到标本兼治的效果。

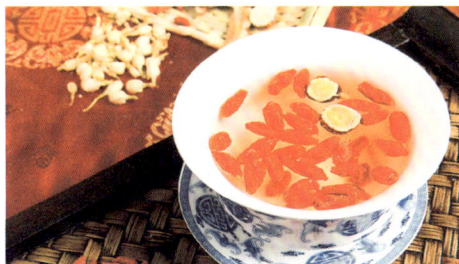

温中健脾的中药有助于胃黏膜的修复

胃病还得靠"吃"来调养

饮食一忌二少

一忌刺激性的食物，如咖啡、酒、肉汁、辣椒、芥末、胡椒等，这些食物会刺激胃液分泌或使胃黏膜受损；二少吃酸性食物，如菠萝、柳橙、橘子等；三少吃产气性食物，如洋葱、蒜苗、豆类、萝卜等，以免使胃病患者有饱胀感。此外，炒饭、烤肉等太硬的食物，年糕、粽子等糯米类制品，各式甜点、糕饼，油炸及冰冻食物，常会导致患者不适，可根据个人耐受性有选择地吃。

少食多餐

少食多餐可以避免胃胀或胃酸过多。如胃下垂或胃黏膜脱落的患者，进食量过多易引起上腹部饱胀不适、疼痛；胃酸过多可能会逆流至食管，刺激食管黏膜。在少食基础上，可安排多餐，一日可进食4餐或5餐，但睡前2~3小时不要安排加餐。

均衡饮食

每天保证六大类食物（水果类、蔬菜类、奶类、五谷根茎类、蛋鱼肉豆制品类、油脂类）的摄入，以获得均衡的营养。

会养胃，胃就不乱疼

胃有四个"死对头"

你知道吗？胃最怕四类东西，在这些"死对头"的摧残下，再好的胃也会遍体鳞伤。

烟熏和油煎食物

熏鱼、熏肉中含有大量的致癌物质，如多环芳烃。油炸、烘烤、烧焦食物和重复使用的高温食用油中也含有此类致癌物质，应少食用。

过冷或过烫的食物

过冷或过烫的食物好比一个冰球或火球，吃后会让胃产生应激反应，让原本可以很温和进行的消化活动变得异常亢奋。胃是喜温的，因此饭菜、汤饮温度尽量保持在37℃左右。"冷"还包括食物的属性，胃不好的人尽量少吃冷食、性寒凉的食物，如各种冷饮、生的蔬菜水果等，以免寒气进入体内伤及脾胃。

生冷的食物会带着寒气进入体内，最容易伤及脾胃

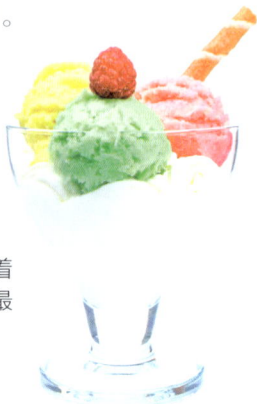

腌菜

我国北方居民胃癌患病率远高于南方，其中一个重要的原因就是经常吃酸菜、咸肉、咸鱼等食品。腌菜中含有膳食纤维和一定量的钙、镁、钾，乳酸发酵和醋酸发酵也可产生少量的B族维生素，所以饭前少量吃一点腌菜作为开胃食物是可以的。然而，在腌制鱼、肉、菜时，容易使加入的食盐转化成亚硝酸盐，亚硝酸盐在体内遇到胺类物质，经酶的催化作用，易结合成亚硝酸胺类物质。亚硝酸胺类是世界上公认的强致癌物。如常吃腌制品，体内形成亚硝酸胺的机会就多，致癌的危险性自然就高。

酒精

胃酸受到相应的刺激才能分泌，但是过度的刺激会对胃造成损害。因此饮食应少油腻肥厚，多吃新鲜蔬菜和水果，多吃含维生素A、维生素E和B族维生素的食物，适当增加蛋白质的摄入，以利于保护胃黏膜。同时，应控制浓茶、咖啡、酒精等刺激性食物的摄入。

胃有四个"好朋友"

我们要调整饮食，对上胃口，常和以下四个"好朋友"相处，胃就不会闹脾气了。

细嚼慢咽

食物经咀嚼颗粒变得更小，部分淀粉被初步分解，减少了胃的消化负担，间接减少了胃的动力消耗，保护了胃的工作功能。

胃主要是容纳食物，其蠕动把食物进一步粉碎和搅拌，并和胃液充分混合成食糜。胃液中含有胃酸、内因子、胃蛋白酶和黏液，可对蛋白质进行初步消化。一般的食物在胃中 4 小时左右即被全部排入肠中。

吃温润多汁的食物

食物尽量含有汤汁，采用炖、煮、蒸的方式烹制。干燥的食物在胃的收缩下易对胃壁造成机械性划伤，而温润多汁的食物在胃肠中的蠕动更顺畅，可以很好地保护胃黏膜，并且，含有汤汁的食物比干燥的食物更容易与胃酸混合均匀，有利于消化。

三餐定时定量

胃和人体内的其他器官一样，需要有规律地工作。胃的活动，包括蠕动、分泌胃液等都是有节奏的。所以，一日三餐分配合理，定时定量，这种规律的饮食是养胃的节奏。一般情况下，早餐安排在 6:30~8:30，午餐在 11:30~13:30，晚餐在 18:00~20:00。其中，早餐尤为重要，应包括谷物、动物性食品、奶类及蔬菜水果四大部分。

经常按揉

当经常有胃胀、消化不良等症状时，在腹部上下轻轻按揉，不舒服的症状便会随之减轻。

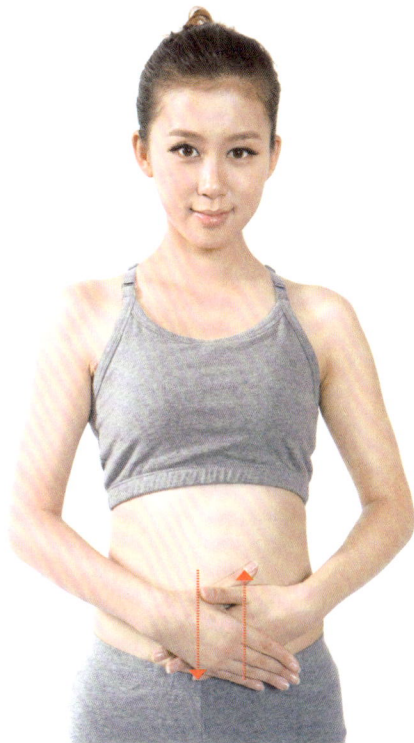

在腹部上下轻轻按揉，能缓解胃胀、消化不良等不适

什么职业的人易患胃病

生活中很多人都遭受过胃酸过多、胃痛等不适的侵袭，在部分特殊职业中更是如此。调查显示，教师、公司白领、记者、销售人员等是最容易患胃病的四大职业，其从业者患胃病的概率要比其他职业者高出 2~3 倍，其中教师更是以高患病率居于首位。

教师：压力大了就胃疼

有资料显示，教师的消化系统疾病多，如胃病与十二指肠溃疡，以及慢性胃炎的患病率相当高，其中胃病患病率为 15%~25%，这与教师平时精神紧张有密切的关系。

记者：长期心理输出是主因

全民胃健康工程调查数据显示，有六成左右的媒体从业者患有胃病，更有两成左右的人伴有经常性胃痛。记者长期心理输出，心理无法完全放松和不规律的饮食习惯是造成以上症状的最大原因。"心理输出"，即长期关注社会、极少关注自身，同时还得承受不理解等。

另外，记者的生活不规律是出了名的，有时睡到中午才去上班，有时需要通宵达旦地写稿，长期不规律的饮食习惯也是造成以上症状的一个原因。

公司白领：加班加出胃病来

白领们工作压力大，经常无法有规律地饮食，有时饿着肚子加班，有时又要陪客户不停地吃上几小时；在工作的紧要关头往往情绪高度紧张，加班的时候饿了就常常会忍不住往嘴巴里塞许多零食之类的垃圾食品，使得胃也加班加点地生产胃酸，由于胃酸的作用时间久了就会得胃病了。

销售人员：都是应酬惹的祸

销售人员由于工作原因需要大量应酬，有时候一天要参加几个饭局。过量饮酒、不定时进餐、吃夜宵等习惯严重损害了肠胃健康，扰乱了其正常的消化、吸收功能，为诱发各类肠胃疾病提供了条件。因此，对许多销售人员来说，胃病，都是应酬惹的祸。

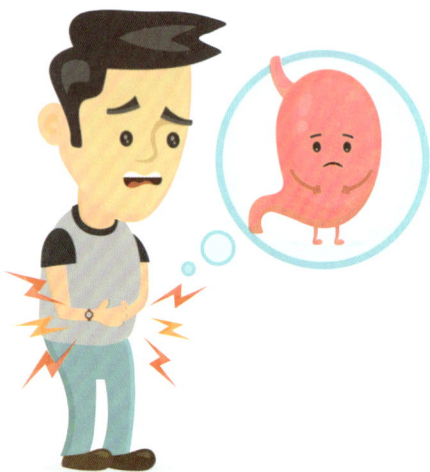

这些行为很伤胃

三餐不定时、爱吃烟熏制品、常吃太烫的食物——易致胃癌

伤胃指数：★ ★ ★ ★ ★

三餐不定时：有调查显示，经常三餐不定时者发生胃癌的危险性是正常人群的 1.3 倍，生气进食为 1.5 倍，喜食烫食为 4.2 倍。如果上述因素协同作用，则患胃癌的相对危险性更高。胃是一个习惯遵守"时间表"的器官，饥一顿，饱一顿，经常不吃早餐，有时又暴饮暴食，使胃癌发病有了"良好的土壤"。

爱吃烟熏制品：腌肉、熏鱼等加工肉类制品中含有大量亚硝酸盐，极易形成亚硝酸胺，在胃中直接诱发肿瘤，这也是沿海地区胃癌发病率高的原因。

经常吃得太烫：人体的消化道黏膜非常娇嫩，只能耐受 50~60℃的食物，超过这个温度，黏膜就会被烫伤。如果经常吃过烫的食物，黏膜损伤尚未修复又受到烫伤，反复地烫伤、修复，会引起黏膜质的变化，甚至进一步发展变成癌症。

行为纠正

规律饮食，定时定量，少吃烟熏食物，不可吃太烫的食物。

边走边吃、边看边吃——易消化不良

伤胃指数：★ ★ ★

为了节省时间，很多人的早餐都是在路上边走边吃，而午餐又往往对着手机、书本或电脑屏幕边看边吃，这样会让胃很不舒服。"消化"是一项紧张而繁重的工作，需要大量充足的血液，如果这时人体处于运动中，会大大分流胃肠道的"电力供应"，必定会影响到它的正常消化功能，导致消化不良，甚至胃炎。同理，边看边吃会使大脑和肠胃"争夺"血液，也会造成消化不良。

行为纠正

每天早起 15~20 分钟，以便静心坐下来吃早餐。吃饭时把注意力放在食物上，细嚼慢咽、享受食物，这样的进餐习惯胃最喜欢。

经常抽烟、喜喝烈酒、饮食不洁——易引发胃溃疡

伤胃指数：★★★★

经常抽烟： 抽烟的人以为尼古丁只会进入肺，殊不知，烟雾也会随着消化道进入胃，直接刺激胃黏膜，引起黏膜下血管收缩、痉挛，胃黏膜会出现缺血、缺氧症状，长此以往，很容易形成胃溃疡。

喜喝烈酒： 适量饮用低度酒，能增加胃部血液的血流量，但长期或一次大量饮用烈性酒，会直接破坏胃黏膜屏障，引起充血、水肿、糜烂，甚至出血。

饮食不洁： 幽门螺杆菌是引起胃溃疡的主要元凶，感染上这种病菌大多是由于饮食不洁、相互传染所致。

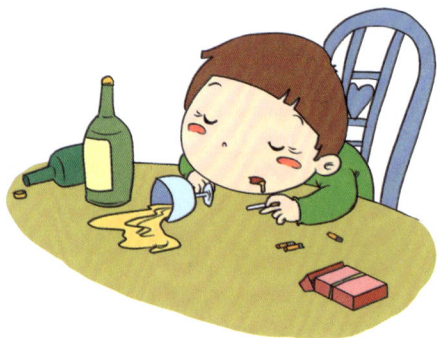

行为纠正

适量饮用米酒、葡萄酒等低度酒，避免大量饮用高度白酒。喝酒前要适量进食，以减少酒精对胃肠道的直接刺激。分餐制可以降低感染幽门螺杆菌的概率。

喜吃汤泡饭、常吃太辣——加重胃肠负担

伤胃指数：★★★★

喜吃汤泡饭： 有人喜欢把饭和汤水混在一起，吃汤泡饭，这样会使食物在口腔内还未嚼烂，就滑到胃里，加重胃肠道负担。此外，吃汤泡饭也会让唾液分泌得少，不利于食物的消化，营养不能被完全吸收。

行为纠正

汤泡饭不适合长期吃，最好能把吃汤泡饭的习惯改成饭前喝汤或喝稀饭。喜欢吃辣的人，可在吃辣前喝些牛奶，保护胃黏膜。

常吃太辣： 适当吃辣能开胃，给健康加分，然而过度吃辣会使消化液分泌过多，引起肠胃黏膜充血、水肿、肠胃蠕动力增强。

脏腑和谐，
胃才能平安

五脏六腑是一个和睦相处的"大家庭"，胃作为家庭一员，有其职责所在。只有了解了胃的情况，才能调养好胃。一旦胃出了问题，很可能连累五脏六腑。

胃与脾——亲如手足

脾胃配合默契

脾与胃同居中焦，以膜相连，两者构成表里配合关系，具有"升清降浊"的生理功能，且同为人体气机升降之枢纽。脾与胃一脏一腑彼此互相依赖，相互制约，保持动态平衡，共同完成对食物的消化吸收功能。

脾胃的升清降浊

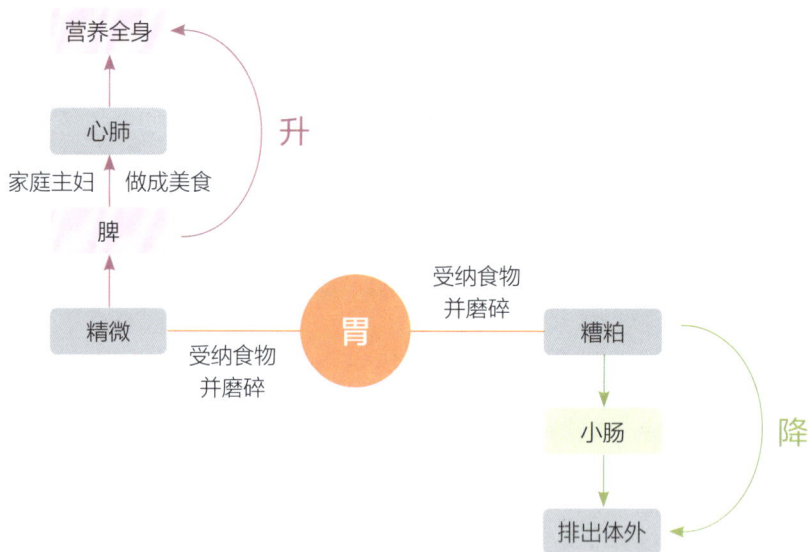

脾胃升降失调生百病

如果胃的降浊功能不足，最先出现的不适就是胃脘部胀满、食欲缺乏、嗳气、呃逆、呕吐等，并且大便也不能顺利排出而导致便秘。胃气不降还能影响到其他脏器，肺气也有肃降的功能，但它在胃的上面，胃气在下面堵着，肺气也难以顺利下降，可能出现胸中满闷、呼吸不畅，甚至胸中烦热等症状。

如果脾不升清，就像是家庭主妇不能把食物分给大家，营养物质可能从大便排出，出现腹泻的症状，同时其他脏器得不到补给，会出现乏力、气短、头晕、嗜睡等。脾和肝都是主升的，所以脾不升也会影响到肝脏的升发，导致头晕眼花、食不知味等。

胃不好，脾也不好

我们吃下去的食物先由胃初步研磨、消化，由脾进行消化，取精华、去糟粕，把食物中的营养物质转运至全身。中医认为，讲脾不离胃，讲胃不离脾。脾不健运，势必会影响到胃的腐纳功能；胃的腐纳功能不好，必然会影响到脾的运化，所以临床上患者往往同时出现食欲缺乏、饭后腹部胀饱、消化不良等症状。

胃不好，伤脾气

中医认为，胃主受纳，腐熟水谷，犹如水磨，将水谷磨为食糜，下传小肠分清泌浊。浊者系糟粕，下达大肠，经大肠转化排出体外；清者即为精微营养物质，由脾运化转输五脏，以滋润濡养机体，是支持生命的重要物质基础和能量来源。

胃不好，水谷不能腐熟与消化，人体就得不到营养物质和气血能量，进而导致胃气弱。中医说的胃气，其实是广义的，并不单指胃，还包含了脾胃（包括大肠、小肠）的消化吸收能力、后天的免疫功能、肌肉的功能等。这里的胃气其实已经包含了脾气。《脾胃论·脾胃虚实传变论》上说："元气之充足，皆由脾胃之气无所伤，而后能滋养元气。若胃气……而诸病之所由生也。"《景岳全书》上又说："凡治病者，必须常顾胃气。胃气无损，诸可无虑。"这充分说明了胃气在人体生命活动中的重要作用。

脾胃不好几大表现

脾胃出了毛病，症状主要可概括成八个字：纳呆、腹胀、腹泻、便溏。即不想吃饭、吃饭不香；不吃不胀，吃一点就发胀；拉肚子，水和粪能分开叫"腹泻"，水和粪均匀混合叫"便溏"。如发现自己有这几种情况，就该怀疑是不是脾胃出了问题，应尽快就医。

一般来说，如果病症中表现为吐，是与胃有关；表现为泻，是与脾有关。

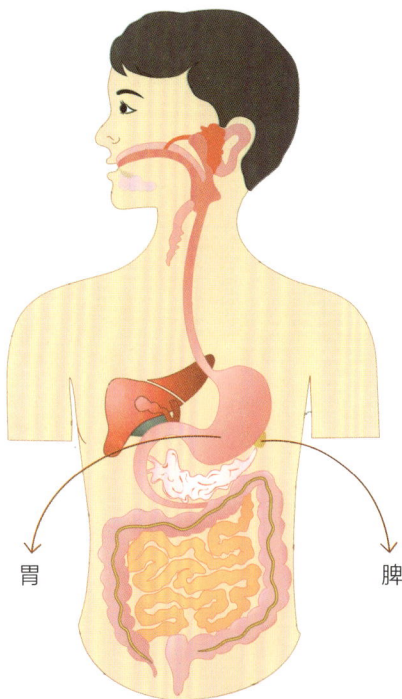

胃　　　　　　　脾

脾脏位于左季肋区胃底与膈之间，恰与第 9~11 肋相对，长 10~12 厘米，宽 6~8 厘米，厚 3~4 厘米。正常情况下，左肋弓下缘不能触及

脾胃不和，百病内生

脾胃都有对食物的消化、吸收功能，但各有特点。胃主受纳，脾主运化；胃气主降，脾气主升；胃喜润恶燥，脾喜燥恶湿。这种纳与化、降与升、润与燥，相辅相成，对立统一。脾胃不和，就是这种对立统一的失调，一般表现为胃痛、总有饱胀感、食欲减退，甚至出现呃逆、胃灼热等症状，老百姓多称之为"脾胃不和"。

脾胃不和肚子胀

脾胃不和者进餐后胃中饱满，常会出现腹胀的情况。萝卜顺气消食，可避免食滞。腹胀时可喝些白萝卜汤，或将萝卜切细丝加花椒、大茴香炒炖，至软烂食用。为了缓解饭后肚子胀，可以多按揉腹部，不仅可以帮助消化，还有助于改善脾胃不和。如果食补效果不佳，可遵医嘱选用具有消胀除满、导滞消积作用的香砂养胃丸。

番茄山楂陈皮羹开胃助消化，食欲不好时可以喝些

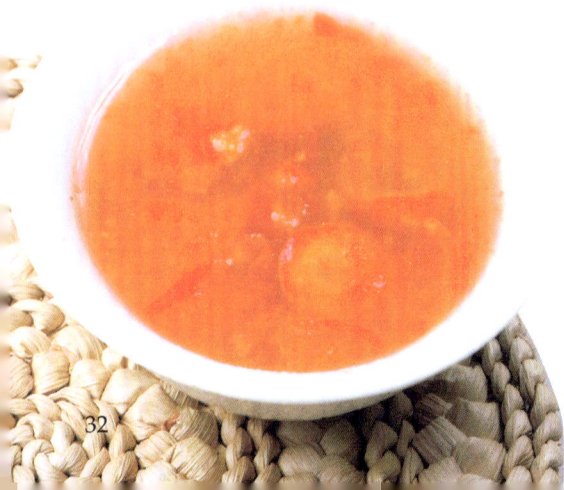

脾胃不和卧不安

古语讲"胃不和，卧不安"。脾胃不和的人，睡眠质量也会下降，出现入睡困难、惊醒、多梦等问题。

脾胃不和爱打嗝泛酸

有些上了年纪的人，经常有打嗝，甚至呕吐等情况，连饭也不想吃了。经常打嗝是什么原因呢？打嗝是民间说法，医学上把这种现象称作"嗳气"。经常打嗝，提示要养养脾胃了。

对于胃酸分泌过多者，应禁食肉汤，可喝牛奶、豆浆，吃馒头或面包以中和胃酸，也可将肉类煮熟去汤后再烹制。因情志不舒胸腹胀满，嗝声不断者，可用橘皮15克、柿蒂10克、姜汁适量，水煮取汁，频频服用。

脾胃不和食欲差

脾胃不和自然会影响到食欲，可选择山楂、陈皮、神曲等一些健胃消食的食物对消化功能进行调节。新鲜山楂可以当成零食来吃，干山楂泡水喝，或煮成汤喝；陈皮晒干后，可切成丝，泡水喝；神曲则既可用来冲水喝，也可用来熬汤。

食欲不好时，也可以煮些杂粮粥来健脾养胃，不但口味好、营养丰富，还有利于消化吸收。

脾胃虚弱，万病皆难养

脾胃虚弱含义比较笼统，包含了脾气虚、脾阳虚、脾不统血、中气下陷、胃阳虚、胃气虚、胃阴虚及脾胃虚寒等中医症候。一个人脾胃虚弱，消化吸收功能就不好，这将直接影响到其健康与长寿。对患者来说，若无一副健全的胃肠消化器官，那什么病都难养了。

脾胃虚弱的信号

1 脸色发黄。一个人的脸色暗淡发黄，可能是脾虚，主要表现为吃饭不香，饭后肚子发胀，有腹泻或便溏症状。如果没有及时治疗，脸色就会逐渐萎黄，即脸颊发黄、消瘦枯萎，这是因为脾的气和津液都不足，不能给身体提供足够营养造成的。

2 口唇无血色、干燥。《黄帝内经》上指出：脾开窍于口。就是说，脾胃有问题都会表现在口唇上。一般来说，如果一个人的嘴唇红润、干湿适度、润滑有光，就说明脾胃强健。反过来说，如果一个人的嘴唇干燥、脱皮、无血色（唇色淡），就说明脾胃虚弱。

3 睡觉时会流口水。《黄帝内经》上还指出：脾主涎。这个"涎"是脾之水、脾之气的外在表现，一个人的脾气充足，涎液才能正常传输，帮助我们吞咽和消化，也会老老实实待在口腔里，不会溢出。一旦脾气虚弱，"涎"就不听话了，睡觉时会流口水。

4 精神状态不佳。脾胃虚弱，运化失常，容易导致健忘、心慌、反应迟钝等。相反，脾胃健运，能让大脑得到滋养，就会神清气爽、精力旺盛、思维敏捷。

扶正固本，脾胃为先

脾胃是元气之本，脾胃虚弱则元气虚衰，元气不足万病难养。所以，对于年迈体弱者的多种慢性疾病来说，治疗应主次分明，恢复脾胃功能应为先。也有中医学家主张"调理脾胃，不光是脾胃病所独有的，而是临床各科疾病中都应以脾胃调畅为重点"。无论何邪所侵，何脏所损，病久必伤脾胃，所以，善养生者必善养脾胃。

脾胃虚弱者，宜食补脾益胃的食物，如红枣、山药、扁豆、小米、薏米、桂圆等；也可适当服用健益脾胃的中药，如黄芪、党参、白术、茯苓等。

为了增强脾胃功能，还可多做按摩。

摩腹： 端坐或仰卧，左手叉腰（拇指在前，其余四指在后），右手从胃部开始向左下方擦揉，经小腹、右腹部还原于胃部为1次，共按摩36次；然后换右手叉腰（同上），左手从胃部开始向右下方擦揉，经小腹、左腹部还原于胃部为1次，共按摩36次。

推胃经： 取端坐位，两手拇指分别按于足三里穴，沿胫骨外侧自上向下推至踝关节处，各推30次。

胃与肠——同心同力

饭后自检：查你有无肠胃病

食物由胃排入十二指肠的过程称为胃的排空，胃和小肠同属于消化系统，是营养吸收的核心。中医认为，小肠为"受盛之官"。"受盛"是接受和容纳的意思，意指小肠是接受营养的器官，它能够帮助食物进一步消化和吸收。如果小肠运化功能不足，人就比较容易受凉和腹泻。在生活中，可千万别小看饭后出现的以下症状。

1 饭后不久出现的上中腹痛，疼痛可能有节律性，如受凉、生气，吃了刺激性食物可诱发。还常伴有恶心、呕吐、积食感，常在秋季发作，要考虑是胃溃疡。

2 饭后饱胀或终日饱胀、嗳气但不泛酸，胃口不好，吃饭不香，体重逐渐减轻，面色轻度苍白或发灰，可能是慢性胃炎（特别是慢性萎缩性胃炎）或胃下垂。

3 饭后腹部胀痛，常有恶心、呕吐，偶有呕血，过去有胃病史近来加重，或过去无胃病史近期才发，且伴有贫血、消瘦、不思饮食，在肚脐上方或胸骨下方能摸到硬块，则应考虑为胃癌。

4 常在饭前或饭后2小时开始胃痛，或半夜痛醒，疼痛在上腹偏右，常有节律性，吃点东西可以缓解，并伴有泛酸现象。在春秋易发，要想到十二指肠溃疡或炎症。

5 突然发作的上腹剧烈疼痛，同时有饮食不洁或受凉史，坐卧不安，面色苍白出冷汗，四肢发冷，上中腹有硬块但不能摸，可在1~2小时后自行缓解，可能是胃痉挛。肚子硬如板状、不能碰，可能是溃疡病急性穿孔。

6 饮食不当或受凉后发生腹痛、腹泻，可伴有呕吐、畏寒发热，这种情况可能是急性胃肠炎、急性痢疾。

7 饭后立即腹泻，吃一顿泻一次，稍有受凉或饮食不当就发作；也有可能时而腹泻时而便秘，腹泻时为水样，便秘时黏液较多；有时腹胀有便意而上厕所又无大便。这种症状以过敏性肠炎的可能性较大。

8 稍吃辛辣油腻、生冷食物，饮酒，或一进餐即会腹泻，有的在腹泻时或腹泻前伴有腹痛、肠鸣，腹泻后腹痛感会减轻，则可能是肠道功能紊乱。

上述八种症状解读仅供参考，不能作为诊断的依据。如果你真有胃肠不适的症状，应尽早去医院诊治。

测测你的肠道年龄

由于不健康的生活方式作祟，很多人的"肠道年龄"超过了生理年龄而有不同程度的提前衰老。肠道内双歧杆菌等有益菌减少了，那些大肠杆菌及腐败性细菌等便会大肆生长繁殖，兴风作浪，产生有害毒素，如硫化氢、氨、酚、靛基质等，被吸收入血液后，就会对心、脑、肝、肾等重要脏器造成危害，引发多种疾病，促使人体过早衰老。那么，你的肠道是年轻的还是老化了呢？不妨测一测。

对照生活方式自测法

1. 经常忘吃早餐。
2. 常在家慵懒度日。
3. 常吃速食。
4. 偏爱牛排、烧烤等肉类料理。
5. 放屁或排便很臭。
6. 常有人说你的气色不太好。
7. 精神压力大。
8. 有憋便习惯。
9. 抽烟。
10. 很少喝酸奶及乳酸类饮品。
11. 脸上生粉刺，肌肤粗糙干涩。
12. 失眠。
13. 便秘。
14. 盲目节食。
15. 很少吃蔬菜。
16. 外貌年龄比生理年龄大。
17. 三餐时间不固定。
18. 每天都少不了甜点与果汁。

符合不足 3 项：恭喜你，肠道年轻，肠道年龄小于你的生理年龄。
符合 4～7 项：尚可，肠道年龄与你的生理年龄基本相符。
符合 8～11 项：警告，肠道偏于老化。表明肠道年龄大于生理年龄 15～20 岁以上，是采取措施的时候了。
符合 12 项以上：肠道严重老化，肠道年龄比生理年龄要老 30 岁左右。

看大便自测法

可用一个很简单的办法自测，就是看大便。理想的粪便应该呈黄褐色，不太臭，每天的排便量正常。如果粪便又黑又硬，非常臭，表示肠道正逐渐老化。

三招养出好肠胃

肠胃是人体吸收营养、排出废物的重要器官。美国哥伦比亚大学细胞生物学教授迈克尔·格申曾把肠胃比作人体的"第二大脑"。因为它有自主神经系统，可以独立发挥搅拌食物、提取盐分、吸收营养、排泄废物等功能。因此，学会保养肠道健康是一项必修的功课。下面给大家介绍保养胃肠道的三大法则。

补充"好细菌"护肠胃

肠道中栖息着数以亿计的细菌，如益生菌和致病菌等，常给人体补充益生菌不仅能提升有益菌的战斗力，有助于维持肠道健康，增进肠道蠕动，还能抑制有害菌生长。其实，除了酸奶、奶酪外，其他一些发酵食物中也含有益生菌，如泡菜、纳豆、腐乳等。另外，为了刺激益生菌的增长，还要多吃含丰富低聚糖的食物，如香蕉、蜂蜜、芦笋、大蒜等，因为低聚糖是肠道内益生菌的养分。

常吃纤维清肠道

研究发现，人每天摄入20~25克膳食纤维，能让肠道更清爽。高纤维饮食可降低食管癌、胃癌的风险。蔬菜、水果中所含水溶性纤维较多，能清扫肠道，缓解便秘，对肠胃健康大有裨益；五谷杂粮中所含非水溶性纤维较多，可刺激肠壁蠕动，缩短食物在大肠中滞留的时间，减少对有害物质的吸收。因此，饮食营养要均衡，不要吃一大堆单一食物，而应每种食物都摄入一些。全谷物、豆制品、菌菇、菠菜、花椰菜、西蓝花、魔芋、苹果、梨、葡萄等都应该成为餐桌上的常客。

运动使肠道有活力

坚持适量的运动锻炼，能促进肠道蠕动，以加速排便，防止肠道老化。

许多白领、宅男、宅女，通常都是便秘和皮肤粗糙的高发人群。因为不走路、不运动会让肠道蠕动变慢，让毒素长时间滞留在体内，造成肠道老化。所以，适当运动是保持肠道年轻的法宝

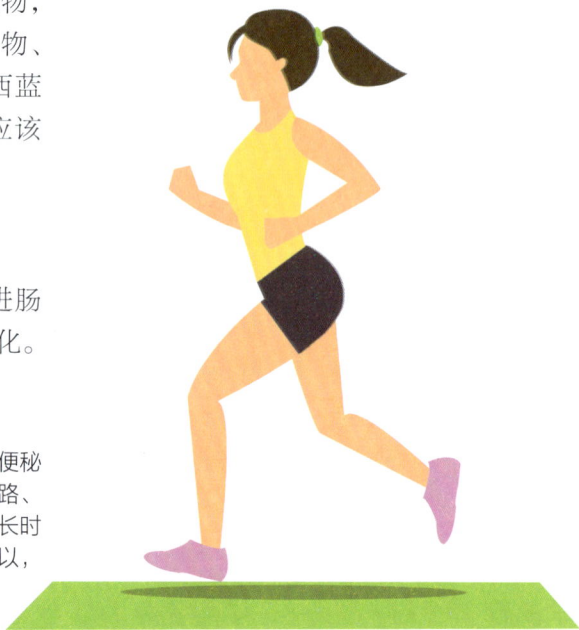

养成每天排便的习惯

肠道是人体内最大的微生态环境，它的运作正常与否，与人体的健康有着密切的关系。养成每天排便的习惯，是避免肠道出现问题的重要方法之一。中医认为，魄门（指肛门）的启闭功能依赖于脾气的升提与胃气的通降，一个人大便有规律，说明其脾胃功能运转正常。

卯时是排便的好时机

不少人有起床大便的习惯，这个习惯很好。卯时是指早晨 5:00~7:00，这个时候是大肠经当令。大肠精气开始旺盛，此时是饮水的最佳时机，大肠一运动，再加上早上一杯水的帮助，大便就下来了。要是有便秘习惯的，起床后喝上一杯清水，效果会更加明显。所以，如果你现在没有在卯时上厕所的习惯，以后应该慢慢养成这种习惯。

不同人群预防便秘有绝招

便秘形成的原因各不相同，所以预防便秘，要根据人群的特点采取不同的方法。

白领便秘，改掉不良生活习惯是关键	❶ 要尽量避免熬夜和强忍便意。就算工作再忙，有便意时不要强忍。避免因为长期紧张或是强忍大便，而出现便秘情况。 ❷ 不要久坐。最好每隔 1~2 小时起身活动一会儿，每天至少散步 30 分钟或快走 10 分钟，以增强肠道肌肉的收缩能力。 ❸ 按时吃饭。不要因为工作忙而敷衍三餐，造成膳食结构不平衡，膳食纤维严重缺乏。要多吃蔬菜和水果，注意食材搭配。
老年便秘，饮食均衡最重要	在饮食结构上，要注意主食不要太精细，要多吃粗粮、杂粮，增加消化后的残渣，刺激肠壁蠕动。要减少肉食，不要过多摄入蛋白质（尤其是排的大便太黏时，更需要调整饮食结构，提醒少吃鱼、肉类等高蛋白质含量的食物），多吃膳食纤维多的蔬果，如菠菜、芹菜、芦笋、魔芋、香蕉、青苹果、樱桃、柚子等。膳食纤维有较强的吸水性，可以使粪便更易成形，促进胃肠蠕动。

胃与心——肝胆相照

胃与心两相照

中医讲究肝胆相照，胃与心互为邻居，甚至称得上"肝胆相照"。难怪俗语有云：要留住一个人的心，先要抓住他的胃。在生理位置上，胃与心上下贴近，斜向相亲。因此，胃的冷暖饥饱最关乎心的悲喜酸甜。

心情不好为何爱吃东西

一个人失恋、失落时，需要依偎的感觉。于是，此时最爱吃东西，把胃塞得满满的，饱满的胃也更贴近心脏，心也好似有了安慰，温暖了许多。当然，这只是一个形象的解释。

中医认为，胃与心包络相通，心包经是一条让人快乐的经，也许，胃能帮心找到快乐。很多资料显示，在焦虑、悲伤或痛苦时，甜味能让人感到满足。然而，生理学并不能完全解释食物对情绪的作用。人们对食物的情感有一些来自生活经历。

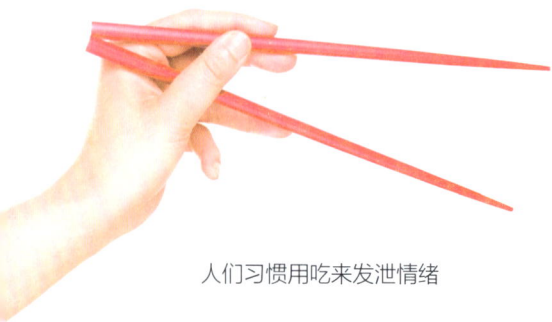

人们习惯用吃来发泄情绪

哺乳动物一出生，就把吃东西与爱和安全感联系在一起。在哺乳期，母亲经常在孩子心情不好但又不饿的时候给他们喂食，久而久之，孩子就会习惯用吃来应付不良情绪。

莫把心绞痛当胃痛

胃与心上下贴近，生活中很多人分不清究竟是心绞痛还是胃痛。甚至有的人被送往医院抢救后还是一头雾水："我的胃病怎么变成了心脏病？"

原来，胃痛与心绞痛的疼痛发生部位相近，都有上腹部疼痛、胀满和烧灼感，因此，极易混淆，甚至有人误把心脏病当胃病治疗而耽误了最佳治疗时期。

其实，胃病往往与饮食有关，疼痛规律性出现在饭前或饭后，且多半持续半小时以上不缓解；而心脏病引起的疼痛一般与运动、劳累、情绪变化有关，剧烈运动后或生气、发怒时加剧，部分患者固定发生在半夜或凌晨，持续数分钟或十余分钟，经休息或用药可缓解。

需提醒的是，中老年人若突然出现胸痛或上腹疼痛，不要轻易断定为胃痛，应首先考虑心绞痛或心肌梗死的可能。如舌下含服硝酸甘油或速效救心丸后疼痛缓解，多数情况下为心脏病。

胃不和则卧不安

中医有句名言："胃不和则卧不安。"字面意思就是胃不舒服，睡觉就不会好。有些人失眠好多年，服用多种滋阴安神的中药都没效果。究其原因，虽然失眠是心病，但胃病引起的失眠，不从治疗胃病入手，自然难以奏效。比如，胃有宿食，则影响心神，只有和胃才能使心神安宁。

胃与卧的关系

古今医家对"胃不和则卧不安"有诸多解释。如明代张景岳认为："今人有过于饱食或病胀满者，卧必不安。"清代张璐说："脉数滑有力不眠者，中有宿食痰火，此为胃不和则卧不安也。"

现代一些临床统计资料表明，在失眠患者中，约有43%的患者是因胃不和造成的。常见有两种情况。

1 饮食不节。平时饮食不规律、暴饮暴食，尤其是晚餐过饱，喜吃夜宵，无形中增加了胃的负担，致使胀满难受而影响睡眠。

2 患有慢性胃肠疾病。有学者对患有慢性胃炎、肠炎、胃溃疡、十二指肠溃疡急性期失眠症的患者群做过调查，大部分患者晚上不易入睡，睡后易醒，睡眠时间少于4小时，许多患者出现睡眠不实、多梦、难入眠，起床后乏力、头昏、记忆力差等症状。可见"胃不和"确实与睡眠障碍有着密切的关系。

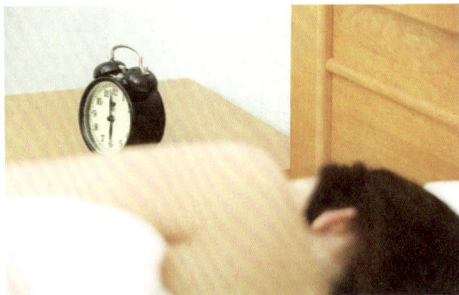

由此可见，胃不和与失眠两者互为因果，而失眠症会加重胃肠功能的紊乱，由此形成恶性循环。

改善"胃不和，卧不安"的措施

首先，明确病情，早日治愈胃病，使胃肠的消化吸收功能恢复正常，从而改善"卧不安"的情况。

其次，做到每餐食量适度、食物温度适中。晚餐少吃辛辣刺激性食物、少饮酒；睡前少吃生冷食物，少饮咖啡、浓茶、碳酸饮料等。

最后，睡觉时右侧卧位，不压迫心脏，使人呼吸自然，获氧充足。另外，从人体解剖学看，胃、十二指肠、小肠通向大肠的出口都在身体的左侧。因此，右侧卧位也不会压迫这些器官。故胃溃疡、十二指肠溃疡、各种胃炎和消化功能障碍等患者最好采取右侧卧位。但是，患有食管反流消化功能障碍的患者最好采取左侧卧位，以免因右侧卧位而引发泛酸，导致食管炎等发生。

治脾胃病提倡"心胃相关"

心胃相关，顾名思义就是说心与胃在生理上相互关联，病理上相互影响，治疗上密切相关。生活中不少肠胃病患者稍有些不舒服，就会琢磨自己的病情是不是恶化了，总是提心吊胆的，以致饭也不想吃、觉也睡不好，结果病情反而变得严重，恢复得也慢。所以得了脾胃病，养心很有必要。

为什么说心胃相关

中医认为，"心者，五脏六腑之大主也，精神之所舍""心者，君主之官也，神明出焉，主明则下安，主不明则十二官危，使道闭塞不通，形乃大伤"，说明了心在五脏六腑中的主导地位与作用。人体是一个有机整体，各脏腑之间也是互相联系、不可分割的。在生理上，心支配着中焦脾胃的运化，脾胃供给心脏气血营养。病理上，心功能失常会影响脾胃功能，脾胃功能失常反过来也会影响心功能。所以基于这样的心胃相关认识，胃病在治疗上要健脾和胃与养心安神并用。现代医学则认为，消化系统功能性疾病极易随着情绪的变化而反复发作。

治疗肠胃病还要先调心

现代人由于压力大、工作忙等原因，往往心情不够畅快，甚至常常"气得吃不下饭"，成为肠胃致病和反复发作的病因。所以，心理因素与精神因素是造成肠胃病的主要原因，它的主要症状是持续存在或者反复发作，最常见者为功能性消化不良、便秘、胃食管反流病等。对于因心理与精神因素导致的肠胃病来说，调心是治疗的必要一步。

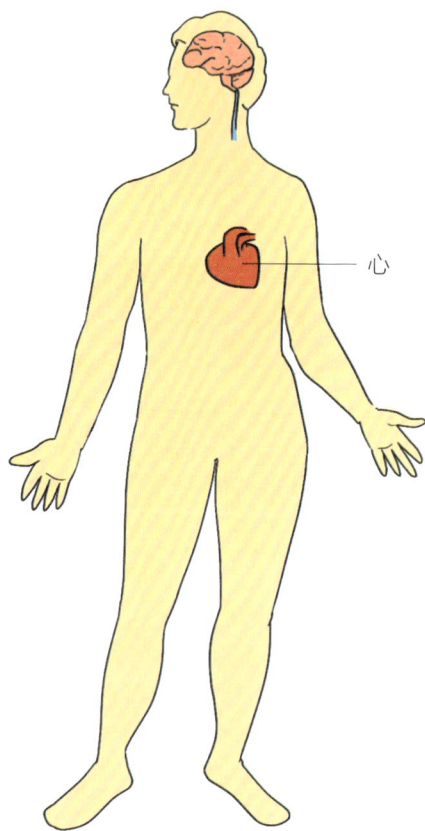

心

心脏的大小如自己的拳头，上为心底，下为心尖，它的1/3在胸正中线右侧，2/3在左侧，相当于第2~6肋软骨间。一般成年人的心脏重约300克

心情舒畅，静心养胃

当工作压力大、情绪不好时就会茶饭不思。长期如此，胃肠道就会产生很多疾病。因此，养胃还有非常重要的一条，就是要保持心情舒畅、精神愉快，避免紧张、焦虑、恼怒等不良情绪的刺激。

恬淡虚无气常顺

《黄帝内经》上说："恬淡虚无，真气从之，精神内守，病安从来。""恬淡虚无"是指心胸开阔，将一切都看得很淡，不斤斤计较，这样一来，体内的精、气、神就会顺畅地运行。一个人的气顺了，脾胃的气机升降有序，各脏腑正常工作，则吃得香、排得畅、睡得甜、精神旺。

神不明，肠胃危

漫漫人生路，谁的人生一帆风顺？所谓"人生不如意事常八九"，加上责任的重担、紧张的工作，"心"这个君主之官，受到各种各样的冲击，会形成"主不明"之状态而引发"十二官危"，从而伤及肠胃。比如，现在的女孩子，恼怒起来，不是茶饭不思，就是暴饮暴食，吃坏了胃，吃坏了身体，连自己良好的体形也毁掉，到最后总是得不偿失。

生活中，还有很多人喜欢与别人攀比，要知道"人比人气死人"，攀比，必然使人产生无尽的烦恼，烦恼缠身，又必然吃不下饭，睡不香觉，久而久之，胃病走进人体，形瘦体衰则谈何健康长寿？

笑是给脾胃最好的礼物

人生气愤怒、怨恨或焦虑时，胃和脸一样充血而发红；人灰心丧气、悲伤或忧郁时，胃就变得苍白，胃液分泌不足，活动也减少。可见，学会笑是给脾胃最好的礼物。

生活中，每个人都要学会"笑"对人生，看看喜剧片，收听相声、小品等节目，读读笑话，欣赏漫画，使自己笑口常开，青春常在。不过，开口笑要发自内心真诚地笑，如果只是装出来的笑，对身心反而不利。因此，在笑之前要用真诚的心感受美好世界，发自内心地去笑。

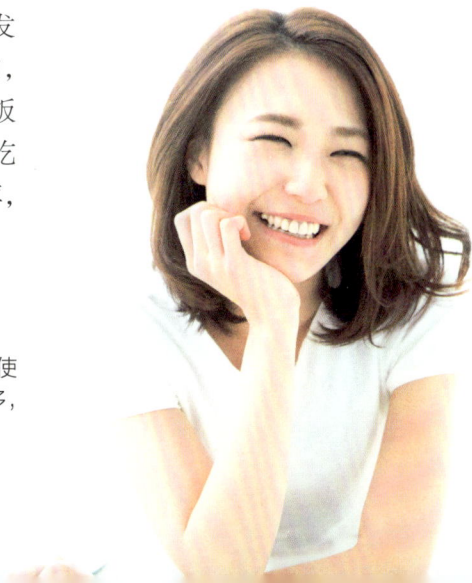

心情高兴，胃也跟着高兴，笑可使胃壁张力增大，胃肠道消化液增多，从而增强胃肠消化吸收功能

胃与肝——荣辱与共

肝胃不和，消化系统不好

中医认为，肝和胃的关系非常密切，脾胃的运化功能有赖于肝气的疏泄，而忧思、郁闷、恼怒等情绪都容易伤肝，肝胃不和容易出现一系列消化道症状，如没有食欲、胃胀、胃痛、呕吐、嗳气等。

肝与胃的关系

从生理上说，肝主疏泄，脾胃主运化腐熟，肝之疏泄功能正常，有助于脾胃之消化吸收。若因情志不畅，肝的疏泄功能失调，则脾胃运化功能出现障碍，从而导致脾胃疾病的发生。现代不少学者通过研究，认为慢性胃炎、胃溃疡、胃癌的发生主要是由于频繁的七情刺激所致，特别是忧思、恼怒，引起肝胃不和、气滞血瘀、气血失调。

一生气，肝胃就不和

《红楼梦》第四十五回中，黛玉又犯旧疾，宝钗前去劝慰她，说道："古人说，食谷者生，你素日吃的竟不能添养精神气血，也不是好事""依我说，先以平肝养胃为要，肝火一平，不能克土，胃气无病，饮食就可以养人了。"从中医角度来看，宝钗说得不无道理。胃以和降为顺，当胃气和顺时，其处于下降状态，脾胃是最舒适的。所以千万不要随便生气，怒则气

上，肝气一上来胃气也跟着上来了，于是打嗝，上腹部胀满，泛酸。现代医学研究发现，生气时，可以使肠胃血流变少，胃酸分泌增多，消化蠕动变慢，而使人消化不良。

肝胃不和，调养有招

对于肝胃不和的人，因情绪激动，生气或不顺心出现频繁打嗝时，治疗上可以采用疏肝和胃降气的方法。或按揉厉兑穴，厉兑穴位于第二根脚趾的第一关节和第二关节之间，用拇指和食指用力向下压，如此重复3次即可。

出现肝胃不和型消化不良时，主要表现是饭后胃痛、两肋胀满，常在生气烦躁时发作或症状加重，患者平时不是心烦易怒就是爱叹气。可遵医嘱服用有行气止痛、舒肝和胃作用的金佛止痛丸。

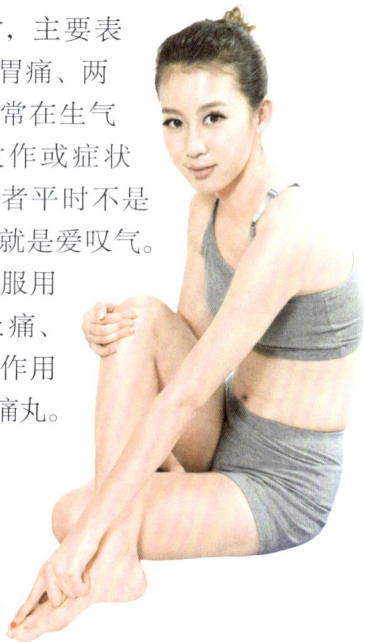

厉兑穴

情绪不好殃及肠胃

肠胃不舒服都是吃出来的吗？非也。肝是主管情结的，其实情绪变化对胃肠功能的影响也非常大。有些胃病和人的情绪密切相关，当一个人长期出现悲观、失望、挫败等压抑性情绪时，其肠胃也会变得抑郁，出现食欲缺乏、嗳气、打嗝、早饱、饱胀等症状，严重时发展为胃溃疡、慢性胃炎、功能性消化不良等。

肠胃也有感情

人们都有这样的感受：心情好的时候，即使粗茶淡饭，也吃得特香；忧愁的时候，纵有山珍海味，也味同嚼蜡。如果心情忧郁，多愁善感，或整日思虑过度，吃饭就不香，吃得少也会感到腹胀。

事实上，肠道就像第二大脑，操纵着肠胃蠕动、血液流动、消化液分泌和各种激素分泌，与大脑一起控制着你的身体。科学家发现，很多肠道疾病都和人的情感经历相关。情感经历坎坷的人，罹患肠道疾病的概率会增加。女性肠道疾病的发病率，普遍高于男性，因为女性更为敏感，情绪容易波动，易产生不良情绪，引起肠胃不适。

闹情绪会引发哪些肠胃病

一般来说，情绪波动会引起消化功能的变化，随着情绪的平息，消化功能会恢复正常，不至于引起胃肠疾病。但是，过分强烈或持久的不良情绪，有可能引起胃肠疾病。最常见的是消化不良、胃痉挛、腹胀、便秘、腹泻等。此外，还会引起溃疡病，甚至是胃肠道肿瘤。

肠胃不高兴时的安慰剂

● 快捷剂型：一杯热饮

柚子茶、巧克力热饮、咖啡……什么热饮都行。当热力进入体内，四肢百骸都被抚慰了一遍，肠胃中的"委屈"也降到了最低点，你会感觉承受的负面情绪压力小了，胃也舒服多了。

● 营养剂型：一份甜点

甜味是我们最初的、本能的味觉，吃甜食时，身体会感觉受到鼓励和夸奖。所以，当你累了或情绪低落时，尤其忙得无法好好吃顿正餐或没有胃口的时候，不妨用一份甜点来安慰自己。

● 甜蜜剂型：和亲密的人在一起

有最亲密的人陪在身边，你可以把今天遇到的不高兴全说出来；或者不用说，两个人一起做点什么事情，烦躁的情绪也会消减很多。

肝胃郁热易致上火

肝为将军之官，将军的性格需要有冲劲，如果一个人动不动就发脾气，还大呼小叫，医生可能会说这个人肝火太盛。情志不畅，肝郁化热，热邪直接侵犯胃腑，胃气就降不下来了，逆而上奔，会造成一系列类似于上火的症状。

肝胃郁热的症状

口中泛酸：胃失和降，则胃泛酸水，口中泛酸。

胃脘胀闷：肝气横逆犯胃，胃脘痞闷，胀满不舒。

胃痛心烦：可见胃脘灼酸，痛势急迫，心烦易怒。

口苦口干有异味：肝胆相表里，口苦属胆气上溢，因为胆汁是苦的，所以肝胆火易引起口苦。另外，胆经是一条阳经，有火，火又容易伤耗津液，所以同时口也会发干。

大便偏干：胃有热，必然大量灼耗津液，而大肠的传导功能有赖于气血的充养及津液的滋润。如果津液不足，大便就容易发干，排不出来。

舌黄厚腻：郁于胃腑，胃火夹带食积之物，故见舌苔黄厚腻，说明有食积化热、痰热。

脸上长痘：青春痘，中医上称为粉刺，西医上称为痤疮。本病与脏腑密切相关，尤其是鼻头长痘，多是胃火过盛，消化系统异常；左边脸颊长痘多是肝功能不顺畅，有热毒。

饮食调理有招

1 避免食用辛辣食物和吸烟、饮酒、喝浓茶，少吃方便快餐、性温热的肉类（如牛肉、羊肉、虾肉）和煎炸食品。

2 每天要吃适量蔬果，如芹菜、苦瓜、黄瓜、丝瓜、荸荠、梨等清热泻火的通便食物。

3 多食银耳羹、小米粥等滋阴生津之品。

大陵穴可降胃火

大陵穴，腕横纹掌侧的中点，在五行中属土，对应脾胃，可看成是心包经上一味很经典的"健胃消食片"，按揉此穴可降胃火、祛心火、提升胃动力。心烦、胃痛、胸胁痛、食积、消化不良者都可通过这个穴位来进行调理。

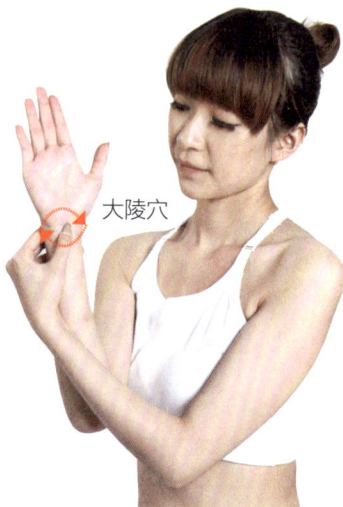

大陵穴

肝胃同治，胃脘痛不复发

胃脘痛，也称胃痛，是脾胃病症中常见的症状之一，虽病在胃，主症为痛，但多本于肝而形于胃。中医认为，肝胃失和，气机不通是胃脘痛的主要病机，治疗以通为要，以肝胃同治为原则，以疏肝和胃为常法。

从肝论治胃脘痛

从五行生克上讲，肝为木，胃为土，木克土，肝与胃是"所胜所不胜"关系；从位置讲，肝与胃同处中焦，互为邻居，可以互相影响；从功能上讲，肝主升发，胃主通降，在调理气机上，二者相互制约，相互为用。由于肝胃功能联系密切，所以病理上必然会相互影响累及。故清代名医叶天士说道："肝为起病之源，胃为传病之所。"胃脘痛病位在胃，与肝胆有关，从肝论治符合其病因病机。

疏肝和胃法治胃痛

《黄帝内经》上说："木郁之发……故民病胃脘当心而痛。"就是说肝气郁结是引起胃脘气机不通而痛的缘由，所以治疗胃脘痛以疏通为要，以肝胃同治为基本原则，以疏肝和胃为其常法。所以，胃脘痛治疗除了要分辨寒热虚实，还应辨明有无肝病见症，诸如胁间胀痛、呕逆泛酸、嗳气、精神抑郁等，凡具有上述特征的胃痛者，不论何种胃痛，从肝论治，采用疏肝和胃法，大多能收到明显的疗效。

需要注意的是，胃痛易反复发作，在治疗时要保持心情舒畅，睡眠充足，使肝气顺畅，胆气清宁，从而预防和减少肝气对胃的克伐和损害。

两穴配合平胃痛

对于肝气犯胃引起的胃脘胀满，痛连两胁肋，穴道治疗可取肝经上的太冲穴，疏肝理气，和胃止痛。太冲穴在足部大脚趾和第二脚趾之间的缝隙向上约1.5厘米的凹陷处，可用大拇指的指腹按揉一侧太冲穴，3分钟左右后换另一侧。按揉时要用一点力度，以产生轻微的酸胀或胀痛感为宜。如果配合着按揉胃经上的足三里穴，同调肝胃，疏肝理气、缓解胃痛的功效会更强。

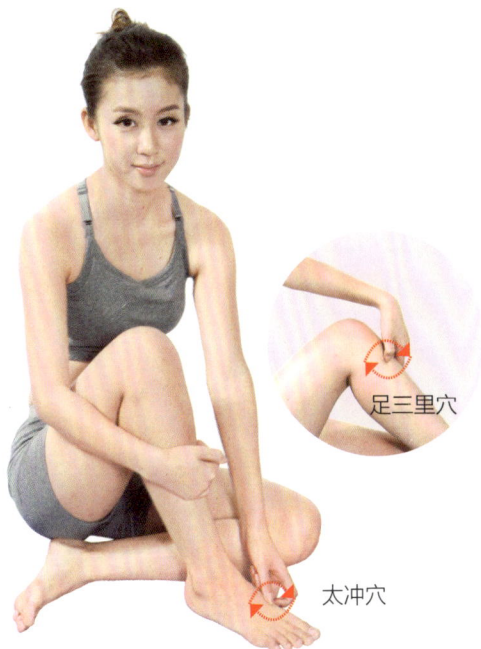

足三里穴

太冲穴

胃与肺——母子连心

咳嗽是"聚于胃，关于肺"

《黄帝内经》上虽说五脏六腑都能导致咳嗽，但"聚于胃，关于肺"是总的病因病机，故治咳，无论外感内伤，多从肺胃着手，尤其是小儿，常伴有食积，一旦感受外邪，感冒极易反复发作，更宜肺胃同治。所以，中医里常用培土生金法来调理肺病。

脾与肺有母子关系

在五行的归属里，脾胃皆属土，肺属金，而土生金，胃和肺之间就形成了"母子关系"。我们知道，如果儿子缺钱了，会找谁要呢？在关键时刻，都会去找自己的母亲要。所以，如果肺需要更多的气，就会从胃那里"夺气"，中医叫作"母病及子"，就是儿子会到母亲那里"夺气"。若母虚弱累及子不足，这样会导致宗气虚弱，进而引发心肺疾病。所以说，胃不好会导致肺不好，胃的功能降低，吸收不好，结果导致肺气也不足了。

孩子为何反复感冒

很多家长都有这样的经历与疑问：孩子感冒了立即送到医院，打点滴，用三素（抗生素、激素、维生素），退热了，可是没几天，又开始发热了，这是为什么呢？

东汉张仲景在2000多年前的《伤寒论》中就讲过了，饮食不当易导致感冒复发。孩子感冒、发热，饮食减少，家长特别心痛，又担心孩子长不快、长不高，所以感冒一好，家长就迫不及待地给孩子大补。孩子又不知饥饱，见了好吃的就猛吃。吃得过多，超过了脾胃的消化能力，吃进去的食物积滞在肠胃，形成了食积，便又开始发热了。西医认为，食积是滋生细菌的温床，只要病菌存在，感冒自然很难彻底治愈。

总之，肺热、食积是孩子感冒的罪魁祸首，必须彻底清除，才能防止感冒反复发作。

孩子经常发热可揉揉腹部

呼吸系统疾病引起的发热，往往伴有肚腹胀热、大便干燥或便秘等表现。对于这种发热，不妨利用中医"消导法"，使便通而热泄。即四指并拢，用手掌掌面环形按揉腹部，或从第四腰椎到尾骨末端自上而下地直推七节骨，帮助促进胃肠道蠕动，加强消化功能。

需提醒，孩子感冒初愈，饮食宜清淡，不宜大补，及时喝水，尽量不要吃饱，七八分饱即可，俗语说，"要想小儿安，须得三分饥与寒"。

肺胃有热，嗓子常疼

肺胃有热是造成嗓子疼的最常见原因。中医认为，咽喉上连口鼻，下通肺胃，是肺胃的门户。如果天气热，肺吸入的空气较热，或者过食辛辣之品、饮酒过多，都会导致肺胃热盛而引起嗓子疼。比如，有的人因为天热冒暑外出，喝水又很少，结果第二天嗓子就疼；有的人因为头一天吃辣椒过多，结果第二天嗓子"直冒烟"。

嗓子疼不可小觑

嗓子疼，许多人不重视。殊不知，很多急、慢性肾炎的发生，起初就表现为嗓子疼，西医认为是 B 型溶血性链球菌感染所致。有些人就因为反复"嗓子疼"，最后不得不忍痛割爱，切除扁桃体。

俗话说："没有家贼引不来外鬼。"当出现嗓子疼时，说明肺胃里面已经有热。这时，如果不加注意，很容易受外寒而得感冒。所谓"寒包火"，说的就是这个道理。

饮食对付嗓子疼

嗓子疼，饮食宜清淡，可多吃苹果、梨、西瓜、冬瓜、荸荠、藕等清热的食物，多喝水、金银花茶、绿茶等，嗓子很快就会不疼了。

切不可着急上火

着急上火也是造成嗓子疼的重要原因。中医认为，肺属金，心属火，火克金。经常听说这样的现象，每逢考试或家里遇上不顺心的事儿，心情一紧张，心里一着急，就会有人嗓子疼。这样的人往往性格急躁，容易着急上火。这种嗓子疼有一个显著的特点，那就是经常伴有耳朵里边或脑瓜皮疼，一咽唾沫则疼痛更加明显。这就是典型的"火克金"之象。

要想解决着急上火引起的嗓子疼，首先要学会沉着冷静、遇事不慌。其次，可用菊花、桑叶、夏枯草、麦门冬、百合、决明子、生甘草、竹叶等泡水代茶，有很好的清降火气作用。

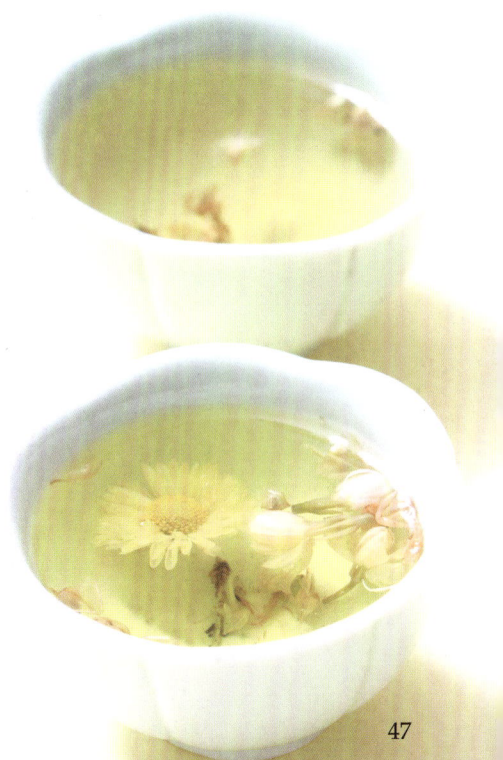

酒渣鼻是肺胃煎熬的结果

酒渣鼻俗称红鼻子、酒糟鼻。饮酒虽然不是引起酒渣鼻的直接原因，但会促进病情发展。酒渣鼻除了和喝酒多有关，还可能与多种疾病有关，比如，压力或焦虑、过敏症、花粉热或甲状腺疾病等。中医认为，酒渣鼻以肺胃热盛最为常见。现代研究发现，此病主要由螨虫寄生感染所致。

鼻子发红，脾胃有热

用手摸摸鼻头会发现有一个小坑，以小坑为中心，周围就是反映脾脏生理功能、病理变化最明显的区域。如果鼻头发红是脾胃有热证，表现为特别能吃，但吃完容易饿、消化吸收不好、口苦黏腻等。

"肺主皮毛"，皮肤与肺脏本身有密切的关系，鼻子又是呼吸的通道和器官，与肺相关。如果鼻子看起来很红，可能是肺热所致，也可能是内火旺盛所致。

敲打经络，为皮肤排毒

早晨 5:00～7:00 气血流注大肠经，一般就是在我们起床的时间。所以，起床以后喝一杯淡盐水或者蜂蜜水（淡盐水可清理肠胃，去火排毒；蜂蜜水可通便），如果你没有时间准备盐水或蜂蜜水，微温的白开水也可。喝完水后，敲打大肠经。肺经与大肠经是一个小的圆，所以最好两条经络一起敲打，既通便，又能为皮肤排毒。

先敲打肺经，左手自然下垂，手心向前，用右手握空拳，自左肩窝的位置稍用力敲打沿着手臂偏外侧一直敲打到拇指指端，在肩窝、肘部、掌跟 3 个位置重点敲打。然后右手攥空拳敲打左臂大肠经，左手自然下垂，自食指外侧沿着手臂偏内的路线一直向上敲打到三角肌的位置，要点和敲打肺经一样。最后换过来，左手攥空拳敲打右臂肺经、大肠经，每边各敲打一分钟，从肩到手，整条经都要敲。敲打完以后，再去厕所排便。

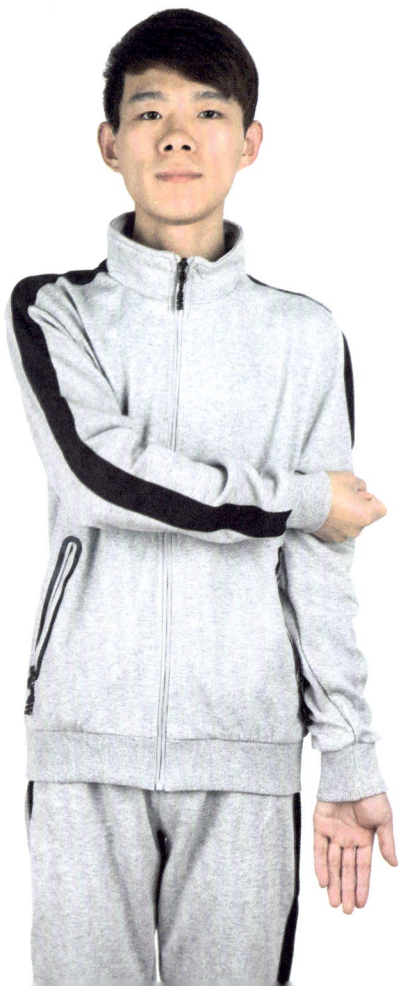

第

③

章

饭要一口口吃，
胃要一点点养

"人吃五谷杂粮"，大自然的食物多种多样，我们的胃经常要承受各种各样的刺激，有的人暴饮暴食，有的人经常吃刺激性较大的食物，这都对我们的胃造成了伤害。要想呵护好我们的胃，一定要养成良好的饮食习惯，从生活细节做起。

养胃要遵守时间表

5:00~7:00 喝杯温开水

早晨 5:00~7:00（卯时）是大肠经当令。脾胃功能正常，则大肠传导、魄门（肛门）启闭正常，人体正常地排便，能把垃圾毒素排出来。所以，晨起洗漱完毕后喝半杯或一杯温开水，可以补充夜晚流失的水分，促进胃肠蠕动，帮助胃肠做好接受早餐的准备。

晨起一杯水的好处

晨起喝水可促进血液循环，帮助预防心血管疾病；还可促进胃肠蠕动，预防和调理便秘。普通人晨起喝水以白开水为好。上火的人，早晨不妨喝一杯淡盐水；便秘的人，喝蜂蜜水也是不错的选择。

种 类	好 处
白开水	促进血液循环，稀释血液，减轻血管压力。尤其适合高血压、糖尿病患者
蜂蜜水	可以润滑刺激肠道，帮助通便。尤其适合有习惯性便秘的老人
淡盐水	帮助减轻咽喉部的炎症，减轻红肿，还可以帮助清理肠胃，排除毒素。尤其适合上火的年轻人

晨起喝水不能凉

早上是阳气升发的开始，但如果喝凉水，对脏腑的阳气会产生一种不良刺激，尤其是胃，最不喜欢冷的东西。所以，早起后喝温开水，即烧开的水自然冷却至 30~35℃，一般喝着不烫嘴，肠胃不感觉刺激即可。

早晨空腹喝水不宜多

需要提醒的是，早晨空腹喝水不宜多饮，一般不超过 250 毫升温开水（约 1 杯），否则会加重胃肠负担，冲淡胃酸，妨碍食物的消化。

7:00～9:00 吃早餐

辰时（早晨 7:00～9:00）为胃经当令，辰时对应的生肖是龙，是集中各种动物的优势而成的，这就是告诉你吃饭可以让你变得像龙一样强大，就可以有各种各样的能量。辰时阳气开始旺盛起来，此时消化功能好，所以早餐吃得丰盛点是不会发胖的。相反，长期不吃早餐易导致营养失衡，同时增加患胃病、胆结石的风险。

按时吃早餐养胃

辰时养生的关键是吃好早餐，以养护胃气，胃气足才能滋养全身。毫不夸张地说，按时吃早餐胜过日常生活中人们吃的任何补药。吃早餐的最佳时间是 8:00，起床后 1 小时，与午餐间隔 4 小时。

现代的年轻人为了多睡上几分钟而省去了早餐，在没有营养补充的情况下进入学习和工作状态，这种习惯很不好。如果每天早晨都不给胃提供食物，时间久了，消化道溃疡病就容易找上门。调查表明，不吃早餐引发胃病的概率高达 36%，引发肝胆疾病的概率为 11.7%。

好早餐搭配要合理

一份好早餐应包含谷类、奶类、肉类、豆制品、水果和蔬菜等。早餐一定要有动物蛋白，牛奶、豆浆含蛋白质和水分较多，能有效补充一天所需的钙质和优质蛋白质，二者可以任选一种，作为早餐的常设项目之一。或者煮鸡蛋，以使人不饥饿，上午精力充沛。还应适当吃点蔬果。

早餐吃热食护胃气

早餐吃热食才能保护胃气。早晨体内的肌肉、神经及血管都呈收缩状态，这时吃冰冷的食物，会使体内各系统挛缩、血液流动不顺。进食冰冷的食物日子一久，食欲会越来越差，皮肤也会渐渐失去光泽，还会时常感冒、小毛病不断。这就是伤了胃气，伤了身体抵抗力的缘故。

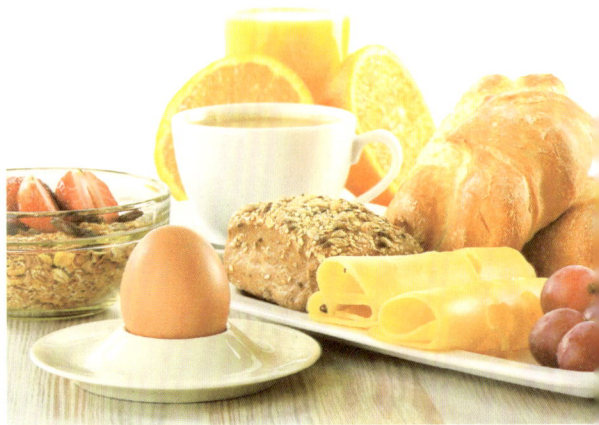

12:00 午餐后别马上午睡

午时（11:00~13:00），心经当令。这是午餐时间，除要营养丰富，荤素搭配外，建议可以喝点汤，要少加盐。吃完饭最好能安静地待一会儿，保证血液大量流向胃肠道，使其正常工作。另外，午餐吃完后不宜马上午睡，最好休息一会儿再睡。

12:00 最适合吃午餐

午时心经最旺，有利于周身血液循环，心火生胃土有利于消化，这时最适合吃中饭。不过，老年人最好静坐或闭目休息一下再进餐，因为人心平气和，气机调顺了，胃口才好，消化才好。午餐应美食，所谓美食，不是指山珍海味，而是要求食物暖软，不要吃生冷坚硬的食物，也不要吃太油腻的东西。还要注意最好多醋少盐，并且只吃八分饱，过饱则会加重胃消化负担。

午餐荤素搭配

午餐要选清炒、蒸、炖的菜肴，胡萝卜、萝卜、豆角、青豆、茄子、番茄、冬瓜、芹菜、黄瓜、洋葱、蘑菇、海带、黑木耳等都是优选食材。午餐吃的肉，建议选择鸡肉、鱼肉等"白瘦"的肉。午餐前可以喝点汤，因为在食物比较干而唾液分泌不足的情况下，适量的汤水有益于消化和吸收。食后用茶漱口，涤去油腻，然后午休。

13:00 打盹儿助消化

午餐后宜站立一会儿，不要马上坐卧。13:00左右，如果时间允许，最好能美美地睡个午觉，只要半小时，就能让大脑得到休息，多分些循环中的血液去供应胃肠道，以促进营养物质的消化吸收。但最好别趴在桌上午睡，以免压迫腹部，造成胃肠胀气。

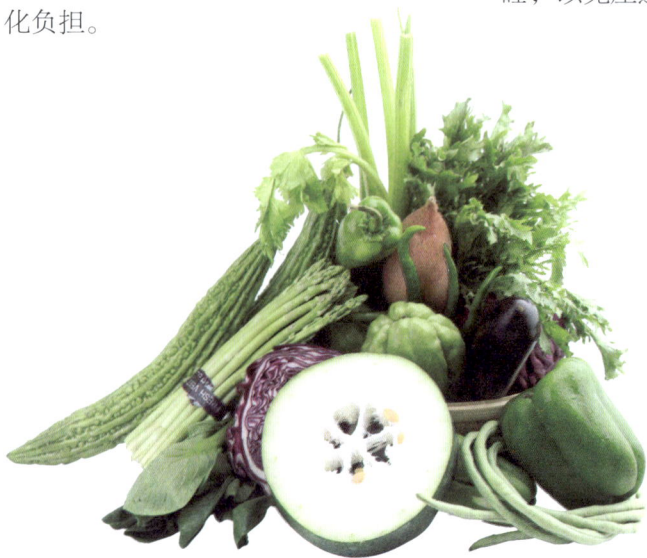

午餐应搭配绿叶蔬菜，以提供丰富的膳食纤维，刺激肠胃蠕动

16:00 加餐最保胃

16:00 左右，如果觉得饿，可以适量补充一点水果或下午茶，空腹容易导致胃溃疡和胃肠功能紊乱。尤其是对白领来说，午餐吃得太少或者过于匆忙，16:00 左右肚子饿得咕咕叫是常有之事，这时加餐显得很有必要。

下午茶加餐

西方人很注重下午茶，因其能振奋精神、提高注意力、消除疲劳、提高工作效率。注意，下午茶和吃零食是不同的。零食的热量会储存到体内，而下午茶同其他正餐一样，相当一部分热量用来供机体消耗。因此，下午茶必须像正餐那样搭配。最好挑选 2~3 种具有互补作用，可以保证营养均衡的食品。比如，一种谷物食品（粗粮饼干、全麦面包片），配一个奶制品（酸奶、豆奶），或一个时令水果，当然还有红茶、花茶皆可。

现代医学认为，如果能把一日三餐的食量分成四餐或五餐来吃，对降低胆固醇、调控血糖水平更有利。

水果加餐

加餐水果以草莓、樱桃、橙子、柚子、青瓜、西瓜、柠檬、李子、杏、枇杷等为佳。黄瓜、番茄等瓜果能增加维生素和膳食纤维的摄入，又能解饿，也可以适量吃一些。

坚果加餐

坚果的热量很高，建议搭配在下午茶时间来吃。这时吃下去，一是可以健脑，给大脑补充能量；二是可以增加饱腹感，使下班后的晚餐不至于吃得太多。

巧克力加餐

巧克力加餐可增强脑力。每天下午的加餐是补充精力的最佳方式。一项最新研究表示，巧克力是加餐的不二选择，巧克力富含的黄酮醇能够促进循环，增加大脑血流量，从而缓解疲劳。最好选择黑巧克力，它富含镁离子，同时具有安神、抗抑郁的作用。

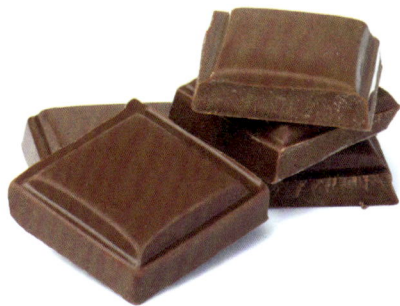

下午吃点巧克力，不仅能补充脑力，还能平稳情绪。不过，胃酸过多者应少吃巧克力。巧克力热量高，吃的时候要控制好量

19:00 晚餐后站立助消化

晚餐后容易泛酸水或胃有灼热感的人，尽量不要饭后躺着或坐下，否则胃酸容易反流到食管，使症状加剧。尤其是患有胃食管反流的人，更要避免这种行为，因餐后血液会流向胃部并刺激胃酸分泌帮助消化。故晚餐后宜站立，以助消化。

17:30~18:00 吃晚餐

酉时（17:00~19:00），肾经当令。晚饭宜吃少、清淡，可以喝点粥。建议上班族晚上别吃白米饭和面条，改用红豆、绿豆、燕麦片、糙米加少量白米，煮一些杂豆粥。在配比上，白米的量不能超过一半，注意别熬得太烂。然后，搭配适量的蔬菜、肉类。杂粮和蔬菜不但可预防血脂异常，还可以增加维生素摄入、促进胃肠蠕动，防止便秘。

注意，晚餐尤其不能吃得太饱，因为睡眠时心跳和血液循环都比白天慢，胃肠运动也会减慢，为了将吃进去的食物统统消化掉，肠胃会夜以继日地工作，得不到充分的休息。

晚餐后站立半小时

晚餐后容易泛酸水或胃有灼热感的人，最好站半小时，不要坐卧或下蹲、弯腰，以免腹压过高诱发胃食管反流。有位老人在谈自己的养胃经验时说，她的肠胃不太好，刚吃过晚饭，

如果吃完就坐着躺着，容易消化不良，还容易长出一圈赘肉，但要是每天饭后都靠墙站一会儿的话，助消化的效果比走路、喝酸奶更管用。

19:00 散步助消化

饭后站立半小时后，可散散步。走起路来，能促进胃肠蠕动，促进消化，还能催眠。尤其是患高血压的老人，更适合选择傍晚散步，因为傍晚血压相对稳定。

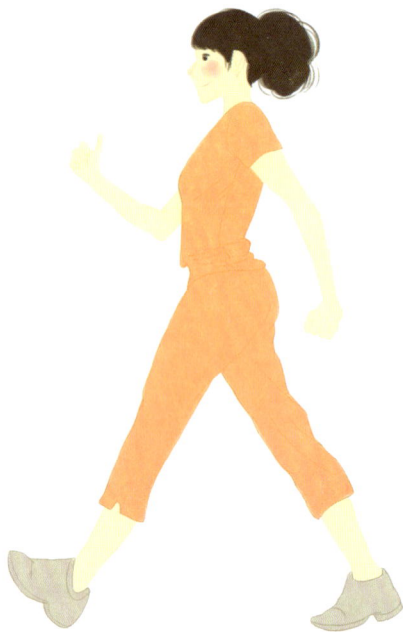

晚餐后出去散步可助
消化，利睡眠

养成好习惯，每天为胃减负

饭前吃一点开胃的菜和汤

饭前先吃一点开胃的菜和汤，使胃液分泌活跃起来，使胃处于消化吸收的准备状态。因为从口腔、咽喉、食管到胃，是食物消化的必经通道，吃饭前先喝几口汤，等于给这段消化道加点"润滑剂"，使食物能顺利下咽，防止干硬食物刺激消化道黏膜。

胃难受，提前吃点开胃菜

如果胃不舒服，可以在饭前吃点开胃蔬菜，因为蔬菜中含有丰富的硝酸盐，进入胃后可以产生氧化氮，能在一定程度上消灭胃中的有害细菌。比如：

- 白萝卜：切成长条状用醋拌，不仅清脆爽口，还能增进食欲。
- 泡菜：富含能预防溃疡发生的维生素 U。
- 番茄：含有大量的柠檬酸和苹果酸，能促进胃液生成，减轻油腻感，还有抗血栓作用。
- 凉拌芹菜：有诱人的芳香气味，能够开胃健脾，增进食欲。

饭前喝汤有讲究

饭前喝汤，喝多少、何时喝，这些都是有讲究的。一般中、晚餐前以喝半碗汤为宜，而早餐前可适当多喝些，因为经过一夜的睡眠后，人体内的水分消耗较多。喝汤的时间以饭前 20 分钟左右为好。总之，喝汤应以胃部舒适为度，切忌饭前饭后"狂饮"。

值得注意的是，有些人喜欢吃饭时将米饭或面食泡在汤里吃，这与我们提倡的吃饭时进些汤水是截然不同的。我们咀嚼食物，不只是要嚼碎食物，便于咽下，更重要的是要让唾液把食物充分浸润，因为唾液中含有许多消化酶，有帮助消化、吸收和解毒的功效，对健康十分有益。而汤泡饭由于饱含水分，松软易吞，人们往往懒于咀嚼，未经唾液的消化过程就把食物快速吞咽下去，这无疑会增加胃的负担，日子久了容易导致胃病的发生。所以，不宜常吃汤泡饭。

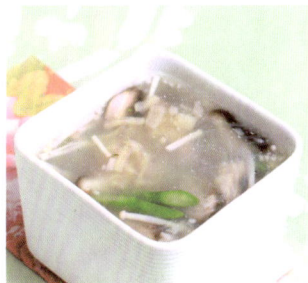

饭前先喝几口汤，等于给消化道加了点"润滑剂"，能使食物顺利下咽，防止干硬的食物刺激消化道黏膜

吃饭八分饱，喝酒悠着点

有些人饮食饥一顿、饱一顿，面对不喜欢的食物宁愿饿着，而见到爱吃的就一次吃到撑。长此以往，肠胃就要"罢工"了。哪怕是爱吃的美食也不要"一次吃个够"，每顿最好都吃个八分饱，加餐也不要过多，这样才能让肠胃得到充分的休息。另外，酒精能使胃黏膜分泌过量的胃酸。大量喝酒后，胃黏膜上皮细胞受损，可诱发黏膜水肿、出血，甚至溃疡、糜烂，导致胃出血。所以，饮酒要悠着点，越少越好。

吃饭八分饱养胃

进食量一般以八分饱为好，"七八分饱"就应该停在可吃可不吃的时候。你可能觉得胃里没满，但这口不吃也无所谓，这种肚子不胀、不打嗝的意犹未尽状态，其实是最健康的。

有些人吃饭时，不把自己眼前的食物吃完不停筷，或是不到吃不动了不停筷，其实这时早已超标了。长期

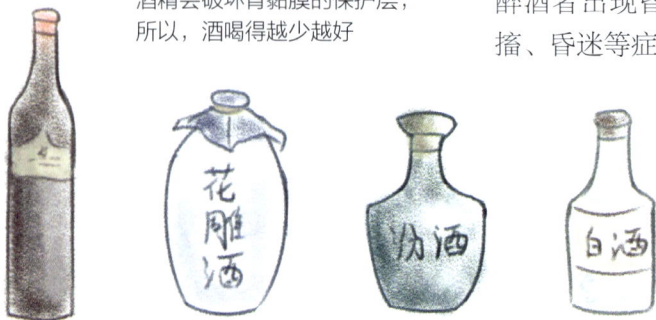

酒精会破坏胃黏膜的保护层，所以，酒喝得越少越好

让自己处于饱的状态，人体对食欲的调控机制就会慢慢失灵，从而陷入越吃越胖、越胖越吃的恶性循环。

饮酒越少越好

世界卫生组织主张"酒，越少越好"。世界卫生组织的研究机构还指出，正常情况下，男性每日摄入的纯酒精量应不超过20克，女性应更少一些。用"饮酒量（毫升）×酒精浓度×0.8（酒精密度）"这个公式就能算出酒精摄入量。例如：

饮酒量为150毫升，酒的度数为50度，那么，饮入的酒精量为：$150 \times 50\% \times 0.8 = 60$（克）。

如果不能避免喝酒，那么建议选择度数低的酒，尽量不喝或少喝高度白酒，同时也不要空腹饮酒。喝酒前吃一些富含淀粉和高蛋白的食物，如点心、面包等。如果醉酒严重，家人朋友要及时帮忙，首先让醉酒者静卧休息，把衣领解开；呕吐时，使醉酒者屈身侧卧，切勿俯卧或仰卧，以免将呕吐物吸入气管，导致窒息。如果醉酒者出现昏睡不醒、皮肤湿冷、抽搐、昏迷等症状，应马上送医院急救。

细嚼慢咽，一口饭咀嚼 20 下

吃饭细嚼慢咽，能够让食物更好地被消化和吸收。因为唾液中的黏蛋白、氨基酸和淀粉酶等能帮助消化，还有溶菌酶有杀菌的能力，阻止口腔细菌大量繁殖，咽入胃后可中和胃酸，降低胃酸的浓度。建议每顿饭至少吃 20 分钟以上，最好一口饭咀嚼 20 次以上。

养成细嚼慢咽的好习惯

有些人吃完饭后经常打嗝，其实，这可能是因为吃饭时吃得太快了。吃得太快的话，容易把空气和食物一起咽下去，造成胀气。

现代医学认为，狼吞虎咽的吃饭方式，容易导致积食，增加肠胃负担，减缓肠道蠕动速度。而且如果你吃得太快，食物中的维生素、矿物质和氨基酸等无法得到充分吸收，会造成营养大量流失。久而久之，肠胃功能就会失衡。

我国历代养生家都提倡吃饭要细嚼慢咽。《老老恒言》中说："入胃有三化，一火化，烂煮也；二口化，细嚼也；三腹化，入胃自化也。"《养病庸言》一书中也说："不论粥饭点心，皆宜嚼得极细咽下。"说的都是进食时应细嚼慢咽。

如何做到细嚼慢咽

1 把握好吃饭的时间，最好在感到有点儿饿时开始吃饭，而且每餐在固定时间吃，这样可避免太饿后吃得又多又快。

2 吃饭至少保证 20 分钟，这是因为从吃饭开始，经过 20 分钟后，大脑才会接收到吃饱的信号。

3 每口饭建议咀嚼 20 次以上。

4 用小汤匙代替筷子，减慢速度。

5 可以多吃些凉拌菜和粗粮，因为生的食物不好好咀嚼就咽不下去，喝燕麦粥一定比喝白米粥慢，吃全麦馒头也比吃白馒头的速度慢。

6 每次少盛一点儿，吃饭前喝两杯水或是喝碗汤。

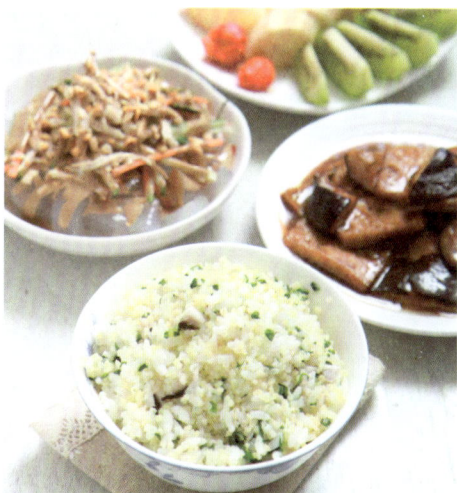

养成细嚼慢咽的习惯，每口饭建议咀嚼 20 次以上

吃饭时要心情愉快

人们吃饭，关注的不外乎营养与安全，可却往往忽略了重要的一点：吃饭也要有好心情。科学研究证实，现代人胃病发生率大大增加，与人们就餐时心情紧张、情绪不佳有关。所以放松心情是增进食欲、促进消化吸收的重要环节。

吃饭为何要有好心情

因为吃饭时情绪不好，会导致胃肠蠕动减慢、消化液分泌降低、饱胀不适等症状。很多人都有这样的体会，跟不喜欢的人一起吃饭，压抑和焦虑的情绪甚至会带进饭菜里，任凭什么美味佳肴也会让你吃得不爽！也有人中午叫个外卖，在办公室对着电脑匆匆吃下，吃完后却觉得腹胀难受。这些都证明了吃饭时的情绪与身体感官乃至身体的健康密切关联。

最好和家人、朋友一起用餐，有助于创造快乐融洽的气氛，可以增进食欲、促进消化，还能放慢进食速度，改变吃饭太快的习惯

吃饭时不谈扫兴的事

俗话说"食不言，寝不语"。吃饭时说话会使咀嚼食物的次数减少、唾液分泌减少，从而影响消化功能。美国一项最新研究指出，就餐时谈论复杂或令人扫兴的问题，会影响人的食欲和消化，可以谈论一些简单愉快的话题。

别总一个人吃饭

长期一个人用餐，而且饮食单调，会造成营养失衡。和同事、家人一起吃饭，心情舒畅，胃液的分泌也相对旺盛，可使食物尽快地消化和吸收。此外，多人一起吃饭，食品种类也多，每种吃一点容易达到营养平衡。

所以，无论工作多忙，到了吃饭时间，都该放下手中的工作和烦心事，约几个同事到食堂或餐厅，一边吃一边聊聊开心的事，或者自己一个人听听舒缓愉悦的音乐。心情好了，才能让肠胃工作更好，让你吃得更健康。

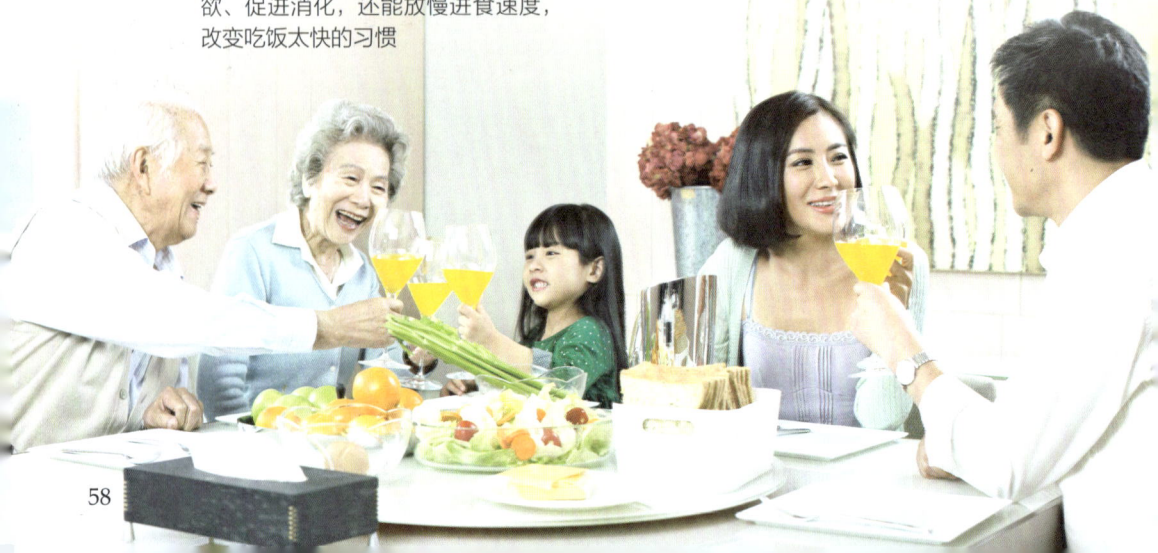

饭后要充分休息

从消化生理功能来说，刚吃完饭后，胃部正处于充盈状态，这时须保证胃肠道有充足的血液供应，以进行初步消化。所以，吃完饭最好能休息一会儿或安静地待一会儿，保证血液大量流向胃肠道，使其正常工作。

饭后休息30分钟

研究发现，饭后休息片刻，可增强胃肠抵抗力，尤其在中午，要尽量小睡一会儿，避免胃肠道血流量进一步减少。不过，饭后要隔一段时间才能睡觉（最好休息20分钟左右再睡）。胃下垂或胃黏膜脱垂患者在餐后宜左侧卧半小时，这样可有效减轻胃部不适症状。

一般来说，饭后要充分休息30分钟，使胃肠将自己的工作圆满完成。餐后半小时以内切忌做剧烈运动。

饭后别马上用脑

饭后，体内的血液会集中流向消化器官，大脑相对缺血。此时用脑不仅工作效率低，还影响脾胃的健康。你想，吃完饭的时候，人的气血都往胃上走，帮助胃消化去了。如果这时候你的气血往脑子上去了，不往胃上走，那么日久天长，脾胃的功能自然就要受到影响了。因此，一定要在饭后休息半小时以上再进入工作状态。

生活中，饭后经常用脑的人群常

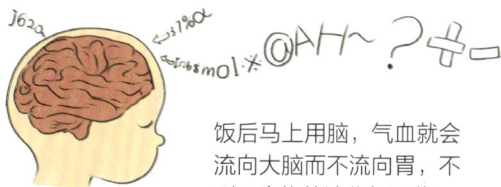

饭后马上用脑，气血就会流向大脑而不流向胃，不利于食物的消化与吸收

得胃病。比如说有很多司机，特别是开长途的司机，他们中许多人都有胃病，为什么？就是因为他的职业习惯，只要他往车座上一坐，他就要集中注意力开车，那血自然就往脑袋上走，总是这样，你想想，他的血老往上走，而吃进的食物得不到充分的消化，那么时间长了体内的病就钻出来了，最典型的就是胃溃疡、胃下垂等。

饭后别急着散步

饭后食物集中在胃，需要大量消化液和血液来消化。此时即使只是散步，血液要运送到全身各处，胃肠血液供应相应减少，不利于食物消化和营养吸收。尤其是老年人，由于供血器官中心脏和血管都会发生退行性改变，造成供血功能降低。当胃肠及下肢都需大量的血液供应时，势必会加重心脏的负担，给健康带来不利影响。

因此，最好饭后休息一段时间后再散步。那么，具体要休息多久呢？一般休息30分钟。如果在吃七分饱的情况下，可在饭后30分钟开始散步；如果吃得很饱，建议休息1小时后再进行。

养胃无大道，细节就奏效

八种食品空腹吃伤肠胃

有些食物是不宜空腹食用的，否则会给你的肠胃带来伤害。

1 番茄
含有较多的果胶、单宁酸，上述物质与胃酸发生化学反应会生成难以溶解的凝胶块，易形成胃结石。

2 菠萝
富含强酵素的菠萝，空腹食用会伤胃，最好在饭后食用，其营养成分才能更好地被吸收。

3 柿子
含有柿胶酚、果胶、鞣酸和鞣红素等物质，具有很强的收敛作用。在胃空时遇到较强的胃酸，容易和胃酸结合凝成难以溶解的硬块，易引起"胃柿结石症"，中医称为"柿石症"。

4 山楂
山楂含有大量的有机酸、果酸、山楂酸、枸橼酸等成分，会使胃酸猛增，对胃黏膜造成不良刺激，使胃发胀、泛酸，若在空腹时食用会增强饥饿感并加重原有的胃痛。

5 黑枣
黑枣含有大量果胶和鞣酸，这些成分与胃酸结合，同样会在胃内结成硬块。

6 橘子
橘子含有大量糖分和有机酸，空腹时吃橘子，会刺激胃黏膜。

7 冷冻食品
空腹时大量吃各种冷冻食品，会刺激胃肠发生痉挛，久之将诱发肠胃疾病。也会导致内脏器官功能受到损伤。女性月经期间还会使月经发生紊乱。

8 酸奶
人在空腹时胃酸高，酸奶中一部分对胃肠道有益的菌会被胃酸杀死。建议饭后1~2小时后再喝酸奶，更能保护胃。

胃常泛酸的人如何调配饮食

我们通常说的胃酸，实际上是指胃液中的盐酸。临床上，经常泛酸的人，多是胃溃疡和十二指肠溃疡及慢性胃炎患者。胃酸多的人常有"胃灼热"感或吐酸水，饮食稍有不慎则症状加重。因此，常泛酸的人除针对病因予以治疗外，科学地调配饮食也是减轻症状、缩短病程、促进康复的一个重要因素。

● 避免吃刺激性及促进胃液分泌的食物，如高纤维的芹菜、韭菜、黄豆芽、海带等，浓缩果汁、辣椒、芥末、烈性酒、草莓、山楂等也谨慎食用。此外，甜食、红薯在胃内易产酸，也要尽量少食。

● 避免吃生冷及不易消化的食物。饭菜要软、烂、容易消化，以减轻胃的负担。

● 进食要定时、定量，必要时采取少食多餐的方式，减轻胃酸对胃的刺激。另外，进食时要养成细嚼慢咽的习惯。

● 如夜晚经常胃痛或烧灼不适，临睡前可喝些温热的牛奶、豆浆或大米粥等。牛奶营养丰富，其中的酪蛋白、乳白蛋白都容易消化，是胃病患者的理想食物。此外，苏打饼干、烤馒头片对减少胃液分泌与中和胃酸也有一定的益处，适合经常泛酸的人食用。

● 日常膳食中应有足够的营养素，如蛋白质和易消化的植物脂肪。因为蛋白质能中和胃酸，摄入脂肪能抑制胃液分泌和胃蠕动，使胃的排空时间延长，这些都可减少胃酸的分泌，有利于病灶的修复。

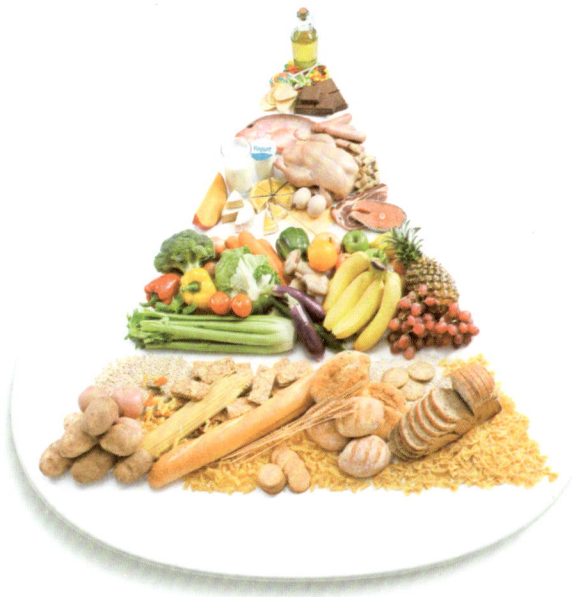

温和饮食最得胃心

胃肠道历来都喜欢温和饮食，所谓的温和饮食就是指无刺激性，含低纤维质、易于消化且具有足够营养的饮食。

饮食要清淡无刺激性

宜挑选无刺激性、不会促使胃液分泌或是使胃黏膜组织受到损伤的食物。因此，胡椒、辣椒、芥末、咖啡等刺激性食物也应少吃为妙。

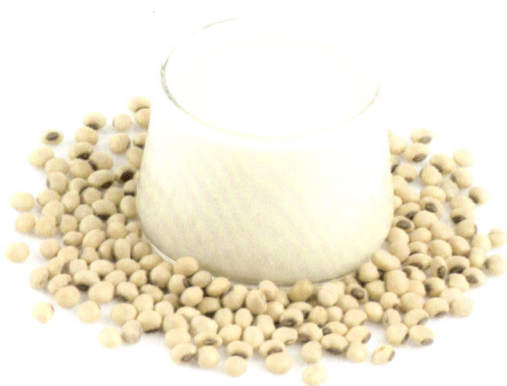

低纤维质

低纤维质大都来自植物性食物，在人体中不易被消化吸收，如麸皮、水果的皮及种子、豆类的外皮、蔬菜中的粗组织等，这些比较粗糙的物质，容易使胃肠受损，应该避免摄食。但若口腔、牙齿健全的人，能够充分咀嚼食物，并与唾液完全混合，则不需要完全限制。

吃饭时挺直腰背

人们吃饭时身体处于放松状态，很容易含胸驼背。殊不知，这会使食管和胃部受压，影响消化。此外，在矮桌前吃饭、坐在沙发上以及蹲着吃饭，都会造成腹部受压，影响消化道的血液循环，久而久之可引发胃病、影响心肺功能。正确的进餐姿势是挺直腰背，让胃部不受任何压迫。

易于消化

除了低纤维质不易消化外，一些动物的筋和胶也不易消化，应避免食用"过老含筋"的肉类，未加工的黄豆、蚕豆等，太甜、太酸、太硬的水果，糯米、米线等不好消化的食物。

烹调方法以蒸、煮、炖等为主，这样做出来的食物比较容易消化和吸收。

充足的营养

虽然因为疾病的关系，在饮食上有所调整，但所供给的营养素一定要足够，在饮食摄取上仍以六大类食物为主，尽可能广泛地选择各种食物，以获得各类营养素。

胃肠不好，粗粮怎么吃

粗粮对身体的益处已被大家所熟知，可是并不是人人都适合吃粗粮。不同身体状况的人选择适合自己的粗粮，才能达到养生保健的目的。

胃肠不好吃什么粗粮

胃肠不好应选择吃小米、大黄米和糙米。胃肠不好的人要做到粗粮细吃，食物要求以"软烂"为宜，煮粥吃容易消化，完全不会增加消化系统的负担。小米最适合熬粥，有健胃和中的作用，益五脏，补虚损，十分适合胃肠不好的人群和老人食用。此外，大黄米、糙米也不错。

粗粮吃太多胃遭罪

有些人听说吃粗粮好，就长期顿顿饭单一地只吃粗粮。这种做法并不科学，有可能会加重胃肠负担，造成腹胀、消化不良等问题。

现代人吃惯了精细食物，适当吃些粗粮，对锻炼消化功能有好处。但饮食以粗粮为主则不宜提倡，尤其是对消化功能差的人群。

建议，消化功能好的人每天可以摄入50～100克粗粮，至少保证一顿饭吃粗粮。对胃肠道消化功能差的人而言，食用粗粮最好安排在晚餐，以两天吃一次为宜。

食用粗粮要注重粗细粮搭配，在以细粮为主导的前提下，可有意识地选择粗杂粮，但不宜过量。如在做主食时混入粗粮，比如，蒸米饭时加点小米、糙米、饭豆，煮白米粥时加一把糙米等，这样粗细搭配、粮豆搭配更为理想。

胃肠疾病患者忌吃粗粮

对于消化道溃疡的患者则要绝对禁食粗粮食物，如急慢性胃炎、消化道溃疡患者吃粗粮，会因食物纤维的刺激而出现上腹不适、嗳气、腹胀等症状，严重时会引发溃疡面出血。腹泻、慢性肠炎等患者也不宜吃粗粮，以免加重腹泻和消化不良。

吃完粗粮后要多喝水

粗粮中含有较多膳食纤维，需要有充足的水分才能保证胃肠道的正常消化。一般来说，多吃一倍膳食纤维，就要多喝一倍水。所以吃完粗粮后，要多喝两杯水，一般饭后1小时饮用最好。

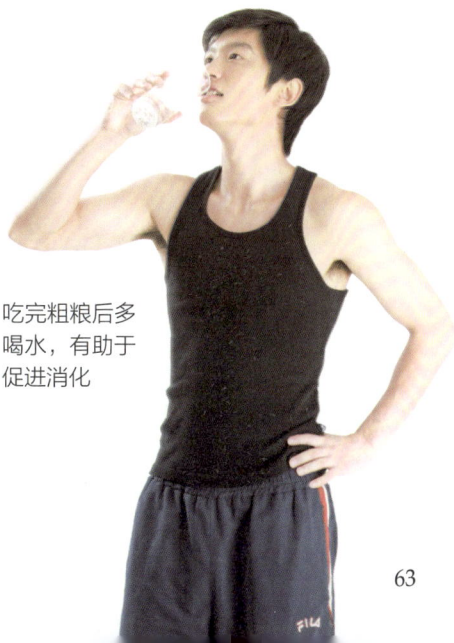

吃完粗粮后多喝水，有助于促进消化

蒸、煮、炖食物能养胃

在食物烹饪方法方面，烹调方法也很重要，蒸、煮、炖等方法做出的食物，比较容易消化，有助于养胃。煎、烤及油炸的食物较不易消化，应少用这类烹调方法。

清蒸

清蒸，是一种最健康的烹调方式，同时也是最能保持食物原汁原味、保留食物营养的一种烹调方式。

清蒸，就是将原料装于器皿中，以蒸汽加热，使调好味的原料熟透或酥烂入味。其特点是保持了菜肴的原形、原汁、原味，比起炒、炸、煎等烹饪方法，蒸出来的菜所含油脂少，且能在很大程度上保留菜的各种营养素，可溶性物质的损失也就比较少。蒸菜的口味鲜香，嫩烂清爽，形美色艳，而且原汁损失较少，又不混味和散乱。

煮、炖

煮、炖是将处理好的原料放入足量汤水，用不同的时间加热到原料熟透时出锅的方法。由于这种烹调方法加热比较温和，水分不易流失，所以对营养素的损害是比较少的。但是必须控制好炖制的火候，炖汤火候的要诀是大火烧沸，小火慢炖。

煲煮鲜汤以陈年瓦罐煨煮效果最佳。煨制鲜汤时，瓦罐能均衡而持久地把外界热传递给内部原料，相对平衡的环境温度，有利于水分子与食物的相互渗透，这种相互渗透的时间维持得越长，鲜香成分溶出得越多，汤的滋味越鲜醇，食品质地越酥烂。

那么，什么样的汤才是健康的呢？一是要淡，少放盐。二是煮、炖时间不能太长。素菜汤以食材稍微变软最佳，煲肉类汤，尤其是鱼汤，1小时即可，最长别超过2小时。三是煮、炖肉汤前，将肉类用沸水焯一下，可有效减少嘌呤含量。

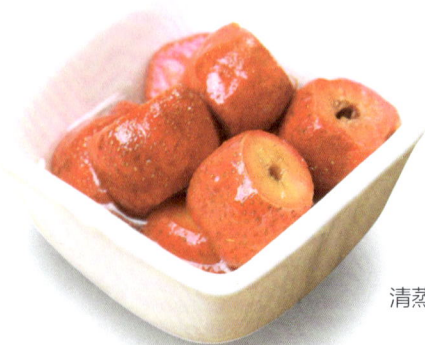

清蒸山楂助消化

做菜勾芡保护胃黏膜

勾芡，就是在菜肴要熟时，将调制好的淀粉汁淋入锅内，使汤汁稠浓，是增加汤汁对原料附着力的一种技术。勾过芡的菜不仅营养物质得到了很好的保存，而且芡汁还能起到保护胃黏膜的作用，减少胃酸对胃壁的直接刺激。所以胃不好的人不妨多吃一些勾芡的菜肴。

做菜勾芡能护胃

做菜时，可别小看勾芡这个简单技术，勾过芡的菜不仅营养物质得到了很好的保存（勾芡会使汤汁裹在原料上，减少食物中营养素的损失），芡汁还能保护胃黏膜。

特别值得一提的是，勾过芡的菜适合有胃病的人吃。因为淀粉是由多个葡萄糖分子缩合而成的多糖聚合物，它可与胃酸作用，形成胶状液，附在胃壁上，形成一层保护膜，防止或减少胃酸对胃壁的直接刺激，保护胃黏膜。所以有胃病的人，可以在日常饮食中多做一些勾芡的菜肴。

勾芡要掌握的要点

勾芡用的淀粉，主要有绿豆淀粉、土豆淀粉、麦类淀粉等，这些淀粉对人体健康是绝对安全的，可以放心食用。

一般来说，勾芡要掌握好时间，应在菜肴九分熟时进行。过早会使芡汁发焦；过迟则易使菜受热时间长，失去脆嫩的口味。勾芡的菜肴用油不能太多，否则芡汁不易裹在原料上。菜肴汤汁要适当，汤汁过多或过少，会造成芡汁过稀或过稠，影响菜的质量。

有些菜不需要勾芡

口味清爽的菜（如炒豆芽），含胶原蛋白较多的菜（如红烧蹄筋），需加入酱、糖的菜（如酱汁鱼），含淀粉较多的菜（如炒土豆丝）等。

调味品别滥用

美国食品药品监督管理局（FDA）的研究显示，桂皮、小茴香等调味品中都或多或少含有黄樟素，长期大量食用有可能诱发肝癌。多吃不仅会造成口干咽痛、精神不振，还容易导致胃酸分泌过多和胃胀气。因此，在烹制食物时不要过度使用。

粥喝对了养胃，喝错了伤胃

现在胃病的发生率越来越高，一些胃病患者为了保养胃，不增加胃的负担，长期食用所谓的"养胃粥"，甚至以粥为主食。然而，经常喝粥未必养胃，长期刻意食用反而易削弱胃的功能。

食物的软硬并不是第一重要的

民间有"喝粥养胃"的说法，很多人因此认为吃粥比吃饭好，有胃病就应该吃一些较为细软、看起来容易消化的食物，以减少胃的负担。

其实，食物虽有容易消化和难消化之分，但都能消化，饭和粥，一个较硬，一个较软，表面看来好像有所区别，但经过牙齿的咀嚼、唾液的浸润，进入胃后基本都是一样的。对胃病患者来说，最重要的是要注意进食量，而不是食物的软硬问题。

胃病患者不宜天天
喝粥

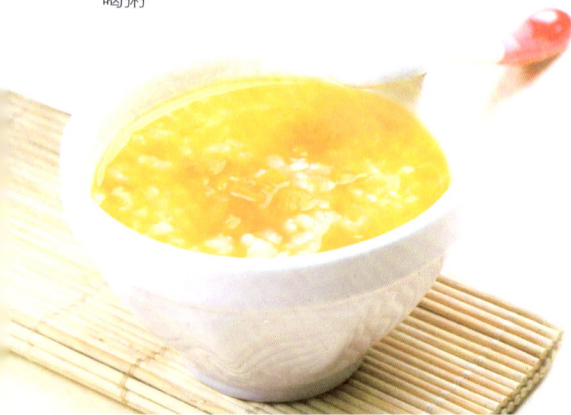

喝粥养胃看准时机

粥与油炸食品、不发酵的饼、面条、煮的玉米、蒸的窝头等食物相比是很软烂的，对胃的刺激性较小。因此胃病患者可在发病的急性期经常喝粥。

然而，人们若长期喝粥则对胃没有好处。这是因为，粥中的水分较多，会稀释胃液，加速胃的膨胀，使胃的蠕动变得缓慢，从而不利于胃对食物的消化。再者说，长期喝粥会影响唾液的分泌。唾液有中和胃酸、修复胃黏膜的作用，喝粥的时候口腔几乎不用分泌唾液，自然也不利于保护胃黏膜。因此胃病患者不宜天天喝粥。

长期喝粥易缺营养

长期以粥为食，容易造成营养缺乏。北方的粥主要以大米、小米等谷物为主；南方人虽在粥里添加了少量蔬菜、肉、蛋或水果，但菜、肉等副食的种类及营养含量和正餐比起来还是偏少。这样一来，人体日常必需的营养素就会摄取不足，长此以往必然造成体质的下降，自然也不利于胃黏膜的修复。

因此，养胃应保证食物新鲜、清洁和多样化。丰富多样的饮食更易引起食欲，也可为胃功能的恢复提供锻炼机会。

有胃病，喝粥不如吃面食

"喝粥养胃"早已深入人心，然而，"喝稀伤胃"的说法也有一些道理，"疾病谱在变，食谱也要变"，有胃病的患者反而应多吃面食。

疾病谱在变，食谱也要变

以前生活条件差，常挨饿，患萎缩性胃炎的人较多，导致胃酸分泌不足，而喝粥能促进胃酸分泌，有助于食物消化，还能提升血糖，所以才有了"喝粥养胃"一说。但是，现代人的生活水平提高了，吃肉多，吃得又饱，刺激胃大量分泌胃酸，患有反流性食管炎的患者逐渐增多。这些患者并不适宜喝粥养胃，因为稀饭是酸性的，继续喝稀饭，反而会火上浇油。

如此来说，随着生活方式的改变，疾病谱也在悄悄发生着变化，养生也该与时俱进。因此，胃病患者能否"喝粥养胃"应根据病情咨询医生意见。对胃酸分泌过多的现代都市人而言，应多吃馒头、包子、面条等面食，面食属碱性，可以让胃的酸碱达到平衡，有助于降低胃病的发生概率。

胃痛，多备些发酵零食

吃饭赶不上正点是当下很多人的生活状态。胃到了吃饭的点，会自发运转起来，如果没有食物可供消化，胃就会像石磨一样空转，胃黏膜相互摩擦，造成人胃痛不止，而胃黏膜一旦擦破了，就会造成胃炎、胃溃疡等问题。对于这样的人群，建议在办公室备点馒头干、苏打饼干等零食，到了饭点吃不上饭的时候嚼点零食，能起到保护胃的作用。

总体来说，胃炎、胃下垂、胃溃疡的患者，除了吃药，平时要吃干的主食，最好是发酵的面食，少喝粥。

发酵的面食养胃

经过发酵的馒头、面包、发面饼等面食有利于消化吸收，这是因为酵母中的酶能促进营养物质的分解。因此，消化功能较弱的老年人及一些胃病患者，更适合吃这类食物。当然，发面时应掌握好酵母的使用量。酵母的使用量为面粉重量的 1.5%～2% 时，发酵效果最佳。

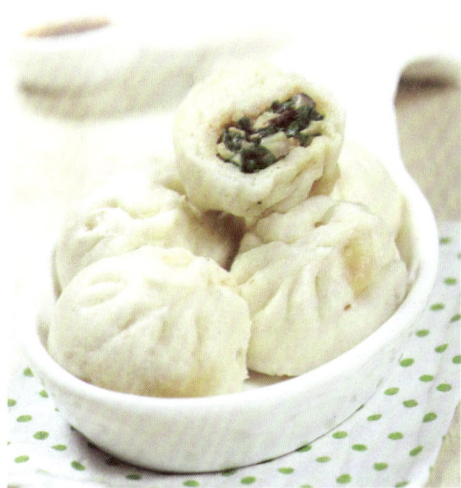

吃发酵的面食有助于养胃

什么时候吃水果不影响消化

生活中一直流传着这样一种说法，"上午的水果是金，中午的水果是银，下午的水果是铜，晚上之后则是铅"，大家都认为新鲜水果的最佳食用时段是上午。那么，这种说法究竟对不对呢？水果究竟应该在什么时候吃呢？

吃水果的两个黄金时间段

水果什么时候吃都是有营养的，但最合理的时间应该在两餐之间，一般在 9:00～10:00 和 15:00～16:00。

9:00~10:00 中医认为，上午10 点左右，阳气上升，是脾胃一天当中最旺盛的时候，脾胃虚弱者选择在此时吃新鲜水果，更有利于身体吸收。现代医学认为，上午吃水果，可帮助消化吸收，有利通便，而且水果的酸甜滋味与丰富营养，可让人感觉神清气爽，以保证上午工作或学习等活动的营养所需。

15:00~16:00 国外学者发现，15:00～16:00 这个时段人最馋，也容易感到饥饿。此时吃水果不仅解馋，还可以迅速为人体补充能量。

不宜吃水果的两个时间段

临睡前： 临睡前不要吃任何食物，包括水果。但睡前一两个小时吃水果是可以的，尤其是那些在其他时间顾不上吃水果的人。

饭后： 饭后立即吃水果可能影响消化，还会造成肥胖。这是因为饭后吃水果，会被先期到达的食物阻滞在胃内，致使水果不能正常地在胃内消化，在胃内停留时间过长，从而引起腹胀、便秘等症状。另外，正餐已经吃饱，之后再强吃一些水果，增加了能量摄入，容易导致肥胖。但如果饭后 1～2 小时吃水果则不存在这样的问题。

饭前饭后吃水果有选择

饭前： 餐前吃水果既开胃又可促进维生素吸收。适合餐前吃的水果最好选择酸性不太强、涩味不太浓的，如苹果、梨、香蕉、葡萄等。但是从消化方面来看，有胃病的人不宜早上空腹吃水果。

饭后： 餐后 1 小时吃水果有助于消食，可选择菠萝、猕猴桃、橘子、山楂等有机酸含量多的水果。

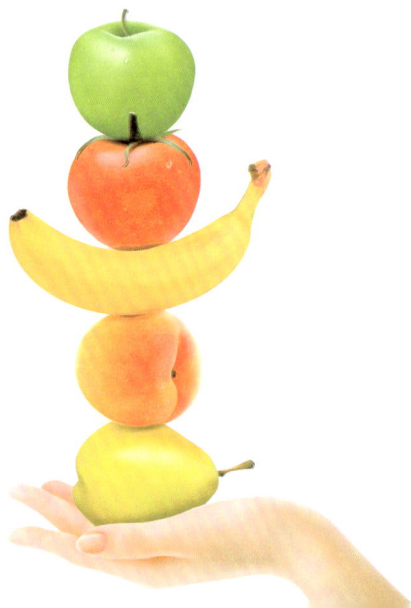

吃夜宵如何减轻肠胃负担

年轻人喜欢夜生活，晚上习惯吃夜宵，这样不仅会增加胃液分泌，给肠胃增加负担，而且产生的热量容易固积，使人发胖。建议年轻人尽量少吃夜宵，如果确实要吃，那也要吃得科学。

吃夜宵坏处多

夜宵营养难于消耗：夜宵吃得比较好，摄入蛋白质过多，人体吸收不了就会滞留于肠道中，会变质，产生氨、硫化氢等毒素，刺激肠壁，诱发癌症。若再加上饮酒，则更容易诱发酒精性脂肪肝。

吃夜宵易增多胆固醇：如果常以高脂肪、高蛋白的食物作为夜宵，很容易使人体内血脂突然升高。人体的血液在夜间经常保持高脂肪含量，夜间进食太多，或频繁、屡次进食，会导致肝脏合成的血胆固醇明显增多。

吃夜宵易生结石：人的排钙高峰期常在进餐后4~5小时，若夜宵过晚，当排钙高峰期到来时，人已上床入睡，尿液便滞留在输尿管、膀胱、尿道等尿路中，不能及时排出体外，致使尿中钙不断增加，容易沉积下来形成小晶体，久而久之，逐渐扩大形成结石。

吃夜宵选择食物三原则

如果熬夜期间确实感觉很饿的话，也可以偶尔吃夜宵，但选择食物应坚持三原则：

1 最好别吃油炸、烧烤类等高温加工后的食品，因为高温烧烤食物会产生致癌物。

2 不宜吃方便面等快餐食品，这类食物含油量高、营养不均衡、热量也很高，很容易使人长胖。

3 选择清淡、容易消化的食物，粥就是最好的选择。因为粥中含有大量的水分，还容易有饱胀感，属于低卡、低脂的食物。当然也可以选择一些低热量的清汤。

对女性来说，夜宵最好选择高钙、低脂的食物，糙米或奶香麦片是完美选择，特别适合一些需补充营养又想保持身材的女性。

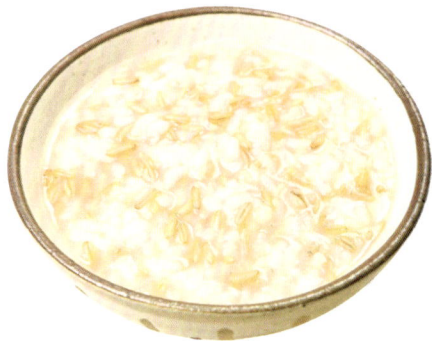

燕麦片粥易消化，益肝和胃，还能促进睡眠，很适合当夜宵

天寒天热，都要给胃保暖

由于胃靠近腹壁，只有少量肌肉和脂肪等在外围包裹，所以它容易受凉。俗话说，十个胃病九个寒。因此，养胃一定要考虑季节气候变化。胃病的季节性、节律性都特别强，特别是在早晚温差大、天气转凉的时候更要警惕。

天冷小心你的胃

胃最怕寒冷，每逢天气转凉，胃病患者就会急剧增加。严重者还会出现胃出血、胃穿孔等问题。

对于身体比较瘦弱的人，要特别注意胃部保暖。因为身体较瘦的人通常胃壁较薄，在寒冷的环境下更易产生痉挛、收缩，胃内血流量下降，轻者导致胃痛、消化不良、泛酸胃灼热等不适，重者甚至可能产生腹泻或呕吐等情况。由于天气变冷，人体受到冷空气刺激后，血液中的化学成分基胺酸增多，胃酸分泌大量增加，胃痉挛性收缩，导致抵抗力和适应性随之降低。因此在天冷的季节，一定要注意胃部保暖。

1 患有慢性胃病的人，应及时添加衣服，外出穿风衣时要系上扣子，夜晚睡觉应盖好被褥，以防腹部着凉而引发胃痛或加重旧病。提醒一些身材苗条的女性，不要为了时髦美丽而穿得太少。

2 要少吃生冷食物，多吃熟食和暖食，避免肠胃受到过度刺激。

3 对于肠胃易受寒者，除了要注意防寒保暖外，不妨常喝些护胃保暖的养胃汤，如胡椒猪肚汤、桂枣山药汤、当归生姜羊肉汤等。

夏天也要给胃保暖

夏天不少人喜欢开着空调睡觉，而且晾着肚皮散热，因此，腹部很容易受凉导致胃肠功能紊乱，出现肚子痛、腹胀等不适症状。所以天再热都要注意腹部保暖。

1 睡觉时至少要在肚子上盖一条毛巾被或薄毛毯。

2 尽量少吃太凉的食物，少喝饮料。过凉的饮食不仅会导致胃肠道血管骤然收缩，血流量减少，引发腹痛、腹泻，还会干扰肠胃的正常蠕动，导致消化功能失调，影响消化液分泌。

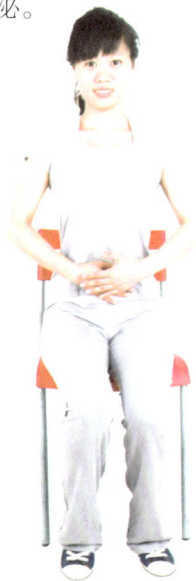

夏天天热，别让腹部受凉，以免引起胃肠功能紊乱，引起腹痛、腹泻

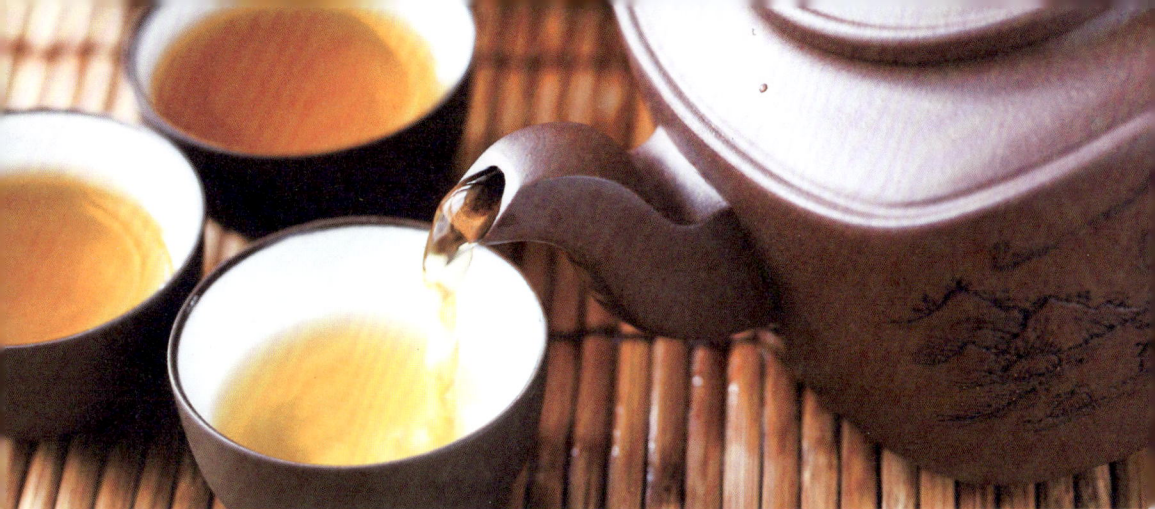

肠胃不好，喝茶有讲究

中国人都爱喝茶，但肠胃不好的人，喝茶有讲究，最好选性温和的发酵茶，如红茶和熟普洱，而不发酵的绿茶对胃的刺激性较大，故不建议胃病患者饮用。

红茶养胃暖胃

红茶有养胃暖胃的功效，很适合胃病患者（如胃溃疡、慢性胃炎等）饮用。红茶经过发酵后，刺激性较弱，相对比较温和，生成的氧化产物又能够促进人体消化。因此，没食欲、吃不下饭、肚子胀的时候，喝点红茶能帮助消食化积、调理胃肠。对于脾胃虚弱者，喝红茶时可加点牛奶，对胃的呵护会更大；而脾胃虚寒者，喝红茶时可加点红糖，有暖胃和增加能量的作用。

黑茶消食化积

黑茶及紧压茶，能去油腻、解肉毒，尤其是熟普洱茶，茶性温和，可以暖胃驱寒，消食化积。自古以来，西北少数民族尽管都在食用高脂肪的牛、羊肉和奶制品，但由于他们常饮茯茶，因此很少患肠胃疾病。《红楼梦》第六十三回中贾宝玉过生日，长寿面吃多了，不敢马上睡觉，管家就吩咐丫鬟给宝玉泡一杯普洱茶，而宝玉的贴身丫鬟袭人马上应道："沏了一盏女儿茶。"这里提到的"女儿茶"就是普洱茶的一种。

胃不好少喝绿茶

绿茶是没有经过发酵的茶，较多地保留了鲜叶内的天然物质，如茶多酚（茶多酚具有收敛性，对胃有一定的刺激作用，在空腹的情况下刺激作用更大）、咖啡因等，再加上其性微寒，容易对胃产生刺激作用，故胃寒或经常胃痛的人应该少喝或不喝。

服用胃药时，要注意胃药有"四怕"

节假日里和亲朋好友相聚，宴会酒席自然不少，而很多人的胃病却因此又犯了。此时，胃药就成了这些人的救星。服用胃药时要注意胃药有四怕，否则不仅不能发挥药效，还可能出现其他不适症状。

一怕酸

胃病患者之中，超过 2/3 的胃病是因为胃酸分泌过多而引发的。如慢性胃炎、胃溃疡等，这类胃病需要服用制酸药，常见的制酸药主要是以控制体内胃酸分泌为目的。它包括两类：H_2- 受体拮抗剂和质子泵阻滞剂。常用的包括雷尼替丁、西咪替丁（泰胃美）、奥美拉唑（洛赛克）等。服药前后如果吃了酸性的食物，如醋或水果，会使制酸药物药效打折扣，甚至失效。另外，还有一些中成药，如治疗消化不良的保和丸，也属于"酸性药"，应尽量避免和制酸药一同服用，以免影响疗效。

二怕高蛋白

抗酸药硫糖铝片需要嚼碎后用水冲下，需要注意的是，它不宜与牛奶、豆腐等乳制品和豆制品一起服用，因为其中蛋白质的含量较高，会影响药物效果。

养肠胃的中成药可用米汤送服

米汤富有营养，具有保护胃气的作用，服用补气、养肠胃、健脾、利膈、止渴等中成药，如香砂养胃丸、香砂枳术丸、开胃健脾丸、更衣丸、回神丸、消渴丸等，可用米汤送服，一是能增效，二是能减少对胃肠的刺激，降低药物的不良反应。

三怕时间不对

慢性胃病常需要联合用药，服药时间不对也会影响疗效。因此需要咨询医生严格按照医嘱服药。

四怕混着吃

胃黏膜保护药进入胃肠道后可迅速与黏膜结合，尤其与受损黏膜形成一层薄膜，覆盖在黏膜表面形成隔离保护作用，并能促进黏膜修复。常用药物包括枸橼酸铋钾、硫糖铝、铝碳酸镁、十六角蒙脱石等。而胃动力药是促进胃肠蠕动的一类药物，临床上常用的有甲氧氯普胺（胃复安）、多潘立酮（吗丁啉）等。这两类药不宜同时服用，一定要岔开时间吃，否则胃动力药可能还没来得及覆盖到胃黏膜上，就被排出胃部，药效不能得到充分发挥。

服用哪些药易损伤胃黏膜

忙碌的都市人没把胃痛、胃胀、胃肠不消化当回事儿。感觉不适，就去药店找解药，可总有人吃了不少自行买来的胃药却不见效。其实，胃药品种繁多，盲目吃药，没有对症，反而会让胃更受伤，甚至恶化病情。

胃不好，避开苦寒中药

平时常见的一些胃病，如慢性胃炎、胃下垂、胃溃疡等在中医上大多属于脾胃虚寒证，表现为腹部隐痛，喜温喜按，神疲乏力，大便稀不成形，这类人应服用温运脾阳、健胃和中的药物。平时生活中，胃不好的人可能会得其他疾病，如果不慎服错了药，可能让胃更受伤。

第一类是伤胃气的药：苦寒类中药伤胃气，即味道较苦，属寒性的药物，如大黄、黄芩、冰片、黄连等，可能导致胃病复发。例如，治疗外感风热感冒常用的柴黄颗粒、双黄连口服液、银黄颗粒等含有黄芩的药物，易伤胃气。因此，有发热口干等风热感冒的症状可短期适量服用，待症状消失后应及时停用。

第二类是阻碍消化的中药：特别是治疗心悸、失眠的安神类中成药，如枣仁安神液等，消化不良者不宜服用。可改服刺五加片或安神补脑液等。

此外，脾胃虚寒的患者服药时应注意，标有"脾胃虚寒者忌服"的最好换药，标有"脾胃虚寒者慎服"的应注意调整用量，密切观察腹痛、食欲和大便的情况，如有异常要及时停药或改服其他药物。

胃有恙，抑酸药不宜长期用

临床上常用的一些胃药多偏于抑酸，而不少抑酸药又为非处方药，长期服药的老胃病患者自主服用的情况较多。然而并不是所有胃病患者都能吃抑酸药。通常是消化性溃疡、慢性浅表性胃炎伴糜烂等才可使用。

长期服用抑酸药除存在头痛头晕、腹胀厌食、便秘或腹泻等不良反应，还会使某一部分胃酸分泌受体被长期抑制，易导致胃黏膜萎缩、胃酸减少、胃肠道菌群紊乱和亚硝酸盐增高。要提醒的是，抑酸药连续服用一般不应过长，超过几个月应该在服用抑酸药的同时加上胃黏膜保护药，而对那些泛酸严重的患者还需要与促进胃肠动力的药物合用。

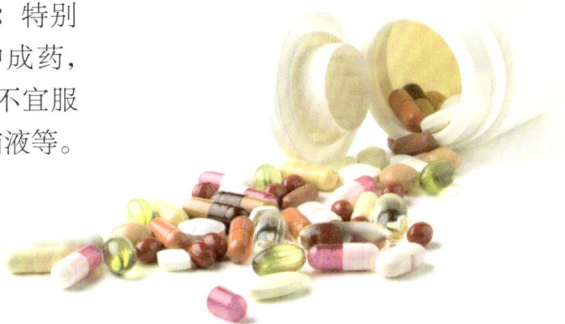

服用哪些药可防酒精伤胃

常有人跑到药店去说："请问有什么药可以吃了后再喝酒不伤胃，或者喝了酒之后吃药可保护胃不受酒精伤害呢？"因为种种原因不得不喝酒时，可采取一些补救措施，如在喝酒前后服用一些胃药。那么，这些胃药都有哪些呢？

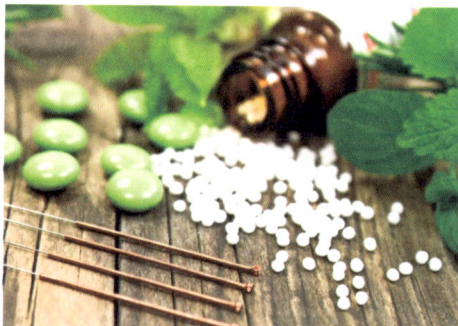

适宜在喝酒前服的胃药

氢氧化铝（胃舒平）： 该药能中和吸附胃酸，与胃酸混合后形成凝胶覆盖在溃疡表面，起到机械保护作用。临床上常用于胃酸过多、胃或十二指肠溃疡的治疗。因其具有收敛、止血、保护溃疡面作用，故在喝酒前服用，可以起到保护胃的作用。无胃病者仅可在喝酒前服 1 次。

枸橼酸铋钾（胶态次枸橼酸铋、三钾二枸橼酸铋、丽珠得乐）： 该药能隔绝食物、胃酸、消化酶对溃疡黏膜的侵蚀，促进溃疡的修复、愈合。临床上用于胃及十二指肠溃疡、慢性浅表性胃炎等的治疗。因该药可隔绝食物、胃酸、消化酶，有保护胃的作用，故可在喝酒前服用。无胃病者可在喝酒前服 1 次。

适宜在喝酒前服用的胃药除上述外，还有胃康-U、胃仙-U、复方胃友和复方铝酸铋（胃必治）等。

适宜在喝酒后服的胃药

西咪替丁（甲氰咪胍、泰胃美）： 该药能显著抑制食物、五肽胃泌素和组织胺等所引起的胃酸分泌，同时减少胃液分泌量。临床上用于胃及十二指肠溃疡、上消化道出血等的治疗。由于喝酒伤胃是因酒精刺激胃导致胃酸分泌过多所致，故可用其保护胃。无胃病者仅可在喝酒后服 1 次。

奥美拉唑（洛赛克）： 该药能使胃酸分泌减少。起效迅速，每天服 1 次，可逆性抑制胃酸分泌持续 12 小时。主要用于胃及十二指肠溃疡、反流性食管炎等的治疗。无胃病者可在喝酒后服 1 次。

适宜在喝酒后服用的胃药除上述外，还有兰索拉唑、贝那替秦（胃复康）以及和露胃片等。

提醒： 欲用以上药物治疗胃病及防酒精伤胃者，请先咨询医生。

认清养胃误区，
明明白白来护胃

想要养胃，就得拒食辣吗

如何养胃，不同的医生可能有不同的经验之谈，但有一点是相同的，"胃要用，胃不会用坏，只会宠坏"。研究发现，四川人和湖南人每顿饮食中都有对胃刺激较强的辛辣食物，但未见其胃病发病率比饮食清淡的苏浙地区高，这是因为胃有强大的适应能力。

很多人每当胃不舒服时会过分顾虑。其实，胃并不十分娇气，它具有自我修复能力。健康的胃有一道胃黏膜屏障，具有完善的自我保护作用。对于肠胃健康的人，就算平时喜欢吃些辣，只要不在空腹时吃，并注意吃的量，不仅不会刺激胃，反而有利于养胃。因为低浓度的辣椒会增加胃黏膜的血流量，并会刺激胃黏膜合成和释放前列腺素，能有效阻止有害物质对胃黏膜的损伤，对胃有保护作用。而过分食辣，会使消化液分泌过多，引起肠胃黏膜充血、水肿、肠胃蠕动剧增。对肠胃病患者来说，应少吃辣或不吃辣。

多喝牛奶能治胃病吗

门诊中常有患者会问："胃不舒服时还能不能喝牛奶？"这里需要明确：胃不适时最好不要喝牛奶。喝牛奶虽然能够减轻腹痛，但进食过多容易引起腹胀。

传统的观念认为牛奶能中和胃酸，当胃病患者出现胃部酸胀不适的症状时，喝一杯热牛奶往往可立即缓解症状。这是因为牛奶可稀释胃酸，暂时在胃黏膜的表面形成一层保护膜，从而使人感到舒适。

然而，最新研究表明，牛奶促进胃酸分泌的作用比它中和胃酸的作用更强。有报告说，饮牛奶后胃酸分泌可增加30%。所以，消化性溃疡患者和饮牛奶后即出现腹泻的人都不宜喝牛奶，而酸奶中含较多的乳糖酶，容易被消化和吸收，对消化性溃疡无不良反应。另外，一些需要进行抗酸治疗的胃病患者，也不宜长期喝牛奶，否则会影响治疗的效果或加重对胃黏膜的损害。

胃痛多吃苏打饼干有效吗

人体中胃酸的量不能过多或过少，它必须控制在一定的范围内，如果胃酸过多就会引起胃部不适、疼痛、恶心、腹胀、胃灼热等泛酸症状及全身倦怠感等，严重的还会引发胃溃疡等胃病。

吃苏打饼干可以在一定程度上中和胃内过多的胃酸，缓解症状，不过效果和其他食物差不多，好处是方便携带。重点还是不要饿过头，让胃酸过多而引发胃痛。胃经常泛酸的人，可在身边常备苏打饼干，在饿的时候，或者稍微有点不舒服时，就吃上一两块，比较管用。如果条件允许，可以再配上一杯牛奶或蜂蜜红茶，它们都具有调和及收敛胃酸分泌过多的作用。

胃不舒服时，喝粥比较好吗

感觉胃不舒服时，应选择易消化、含足够热量、有丰富蛋白质和维生素的食物，如稀饭、细面条、软米饭、豆浆、鸡蛋、瘦肉等。

很多人胃不舒服了都知道应该喝粥，这是因为吃粥有助于人体谷气内充，可助胃气以扶正。也就是说，粥在胃中不仅不需要很多胃气来消化，还能够资助人体的胃气。所以胃不舒服时，可以喝些粥。总之，如果喝粥后感觉舒适，大家就把喝粥作为日常的保健方法；如果喝粥后感觉不舒服，或本能地不想喝粥，那么也不要勉强自己。

但粥的选择也很重要，最好食用小米粥、南瓜山药粥等。大米粥由于含糖量较高，会刺激胃酸分泌，反而加重胃痛症状，不宜选用。

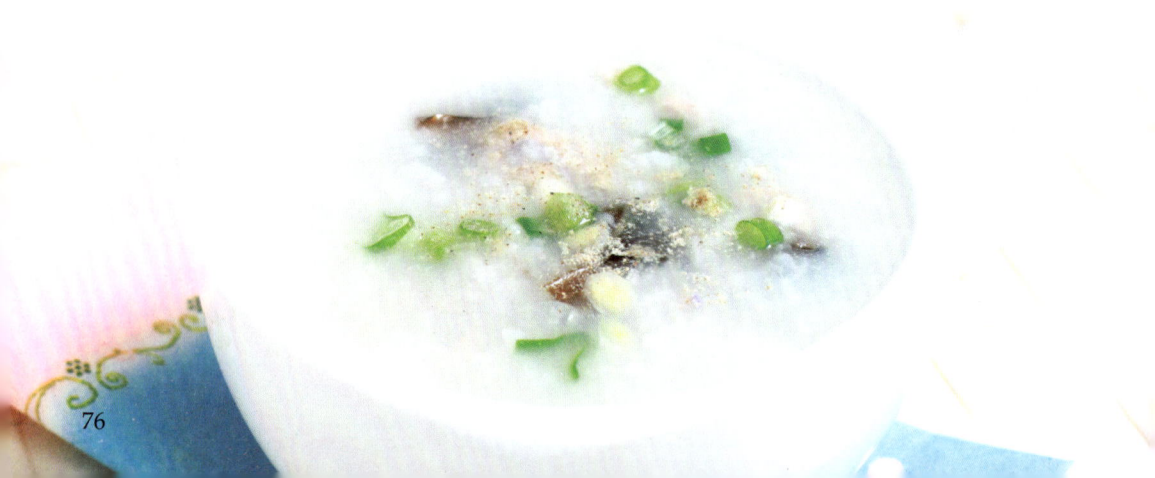

胃不好的人能吃甜食、醋吗

胃不好的人能吃甜食吗？能吃用醋做的菜吗？都不能。不只是甜食，太甜、太酸、太油腻的食物对胃肠来说都是负担。

甜食往往会引起胃酸分泌增加，加重相关性疾病的症状，所以最好还是避免食用。很多人早餐喜欢吃甜食，容易化热生火，使体内糖分过多，影响脾胃的消化吸收，引起消化不良，产生食欲减退、胃脘胀满、口腻无味、嗳气吞酸等现象。

醋是酸性食物，会使胃酸增加、胃食管逆流的症状更严重。因此，肠胃不好的人，尤其是那些已经有胃溃疡的人，应该少吃或不吃醋。

饭后吃药不伤胃吗

为减少消化道的刺激，多数药物应在饭后服用。但也有一部分药物必须在饭前空腹时服用，以降低食物对药物吸收和药理作用的影响，提高药效。

须饭前吃的药物

胃动力药： 多潘立酮（吗丁啉）、甲氧氯普安（胃复安）、西沙比利等应在饭前 30 分钟服用。

健胃药： 小儿散、龙胆大黄片、健胃宝、胃炎胶囊宜在饭前 10 分钟服用，借助药物的苦味刺激味蕾，可促进唾液和胃液的分泌，增进食欲。

饭后服药并非立即吃

开药时，很多医生都会叮嘱患者饭后吃药。但饭后服药并非吃完饭就立即吃药。所谓饭后服药一般是指饭后 15～30 分钟服药，饭后服用的药物多数对胃肠道有刺激性，饭后服药可利用食物减少药物的这种刺激。因为多数药物在小肠内被吸收，如果饭后立即服用，饱餐后食物降低胃的排空速率，药物在胃内的停留时间延长，影响药物在小肠的吸收。而饭后半小时服药可使药物缓慢到达肠道吸收部位，以利于某些药物的吸收。

少食多餐胃就能舒服了吗

经常饮食过饱，会使消化系统长期负荷过度，导致内脏器官过早衰老和免疫功能下降。而少食多餐可以给胃减轻负担，是养胃的好方法。比如，胃下垂或胃黏膜脱垂患者，进食量过多易引起上腹部饱胀不适、疼痛，少食多餐，食后采取左侧卧位，可以减轻不适症状。胃部切除手术后患者的胃切除了 3/4 到 4/5，胃的容积缩小，稍有进食过量就可引起胃部膨胀。因此，采取少食多餐、多吃干食少喝汤的办法，有利于患者尽早康复。

以往认为胃溃疡患者一定要少食多餐。然而，新的研究表明，食物进入胃内，本身对胃黏膜就是一种刺激，不仅促使胃肠蠕动加快，而且会使胃酸及胃蛋白酶分泌增加，对溃疡病的愈合无益。目前主张溃疡患者的饮食定时、定量，避免饥饿或过饱。

吃胃药需要多喝水吗

有些药物因其特殊的起效方式，服药时不仅不能多喝水，甚至是不能喝水，否则会降低药效，失去其治疗作用。

服药时要少喝水的药物

苦味健胃药：如小儿散、龙胆大黄片、健胃宝和胃炎胶囊等，服用时不要加水冲淡，也不要多饮水，服用后不要漱口。饮水稀释了药物的苦味，就失去了作用。

抗溃疡药：如硫糖铝（胃溃宁）、氢氧化铝凝胶、果胶铋和枸橼酸铋钾等胃黏膜保护剂。需要在饭前服用，服药后 1 小时内尽量不要喝水。如多饮水，原本黏稠的药液被稀释，失去了黏附性，而且饮水会冲掉新形成的保护膜，导致药效下降，使受损胃黏膜重新暴露在有腐蚀性的胃酸中。

需要嚼碎吞服的药物

胃药如复方氢氧化铝（胃舒平）、胃得乐等，需要直接嚼碎吞服。仅需极少量的水把药吞入胃里就行，切忌多饮水，否则将破坏新形成的保护膜。

第

4 章

胃不好，
吃什么最养胃

胃胀、胃酸、便秘、腹泻……当你为这样那样的胃肠毛病烦恼的时候，有没有想过，祸根其实就是在你大快朵颐之时埋下的。可以说，很多胃病是"吃"出来的，当然还得靠"吃"来调养。

胃热怎么吃

胃热易有牙痛口臭

胃热也叫作胃火，出现的原因有很多。比如，肝火犯胃，由情绪引起的火，容易造成肝胃不和，所以很多人一生气就胃疼；热邪犯胃，热得过度称为"邪"，这种上火在炎热的夏季更容易犯；吃得过于辛辣，体内有湿热，像羊肉、狗肉等大鱼大肉吃多了就会产生湿热。胃热的主要症状如下。

口臭口干

中医认为，引起口臭的原因较复杂，但主要与胃火过盛有关。清代医书中说："虚火郁热，蕴于胸胃之间则口臭，或劳心味厚之人亦口臭，或肺为火灼口臭。"可见，引发口臭的主要原因是胃热证、胃阴虚证，其中由胃热证导致者居多，常并发严重口臭、牙龈肿痛、便秘、胃痛等症状。此类患者的舌苔较黄较厚，像是舌面上覆了一层黄色的膜。

胃热伤津耗液，故口干，想喝冷水。由于胃热是实火，而非虚火，故表现为喜冷饮。

消谷善饥

有了胃火，人反而吃得更多。《黄帝内经》里有热能消谷的说法。胃热则消谷，消谷故善饥，也就是说有胃火，人会老觉得饿。

吃得多，饿得快，只是胃热时会出现的一种表现，健康人群也可能出现消谷善饥，只有同时伴有其他症状，才能认为是病理性的。如果同时伴有多饮、多尿、形体消瘦，这是由胃火炽热、腐熟太过导致的，这种情况多见于糖尿病患者。

胃脘疼

胃脘疼也是胃火盛的一个重要症状，而且不能用手按，越按越疼。胃热引起的胃痛有一种胃脘部灼热疼痛感，属实热气滞胃腑所致。

牙龈肿痛

对于是否患有胃热症，主要是根据牙龈肿痛来判断的。胃经送气血到面部，气热，热则上炎，邪热循胃经直达面部，气血壅滞，故齿龈红肿热痛溃烂。

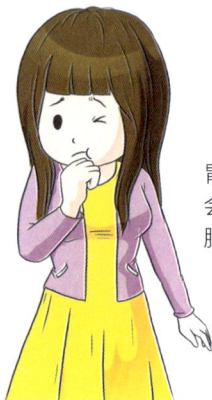

胃上火了，会出现牙龈肿痛

去胃热的明星食物

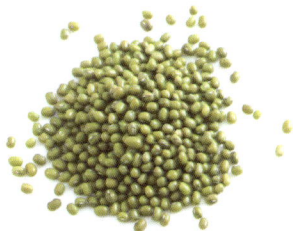

绿豆

绿豆味甘性寒，有清热解毒、去火消暑的功效。夏季常喝绿豆汤，既可防暑又可利湿祛邪，预防胃热的发生。牙痛口臭时，可以喝些绿豆粥来清热去火。绿豆熬至酥烂时，其清热解毒效果最强

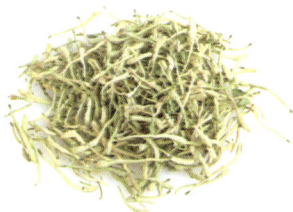

金银花

金银花味甘性寒，有清热解毒、凉血止痢的功效，主要用于辅助调理温病发热等症。因胃火盛引起的口臭口干、牙龈肿痛、大便干燥等症，可以喝些金银花茶。如用芦根、茅根、薄荷、金银花泡水喝

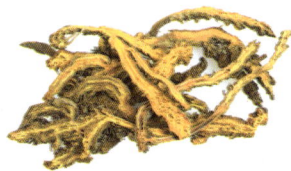

黄连

黄连味苦性寒，有清热燥湿，泻火解毒之功。对于胃火牙痛者可用黄连，一般2~5克煎服。注意黄连大苦大寒，过服久服易伤脾胃，脾胃虚寒者忌用

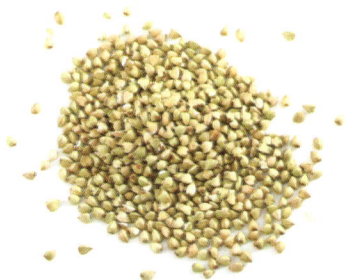

荞麦

中医认为，荞麦味甘性凉，俗称"净肠草"，有开胃宽肠、下气消积之功，适用于肠胃积滞、腹痛胀满等症。《本草纲目》言其"降气宽肠，磨积滞，消热肿风痛，除白浊白带，脾积泄泻"。胃热者可选用荞麦面，也可喝荞麦绿豆粥

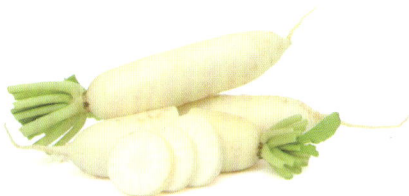

萝卜

李时珍在《本草纲目》中提及：萝卜能"大下气、消谷和中、去邪热气"。中医认为，萝卜味甘性寒，下气补中，顺气消食，润肠胃。现代研究表明，萝卜中的芥子油和膳食纤维可促进胃肠蠕动，有助于体内废物的排出。胃热大便干结者可饮用鲜萝卜汁

玉米绿豆粥

材料 绿豆、玉米、糯米各 30 克。

做法

❶ 绿豆、玉米、糯米分别淘洗干净，浸泡 4 小时。

❷ 锅置火上，放入适量清水，加入玉米、糯米、绿豆大火煮沸，转小火后熬煮至熟即可。

功效 健脾开胃，除湿利尿，降火消暑。

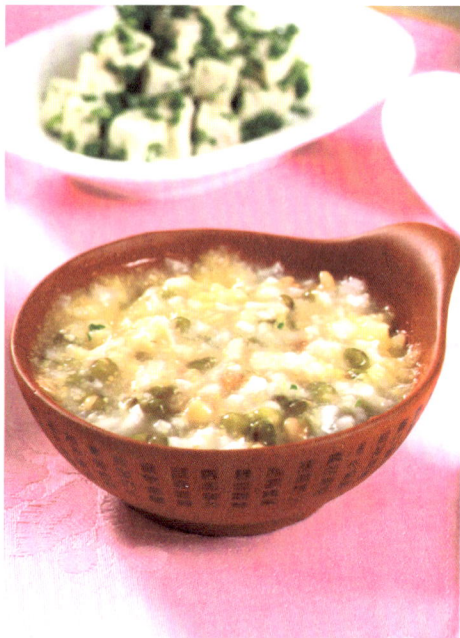

苦瓜绿豆汤

材料 苦瓜 200 克，绿豆 50 克。

调料 陈皮、冰糖各适量。

做法

❶ 绿豆洗净，浸泡 4 小时；苦瓜洗净，切块；陈皮洗净。

❷ 锅内放入八分满的水，加入陈皮，待水煮沸后，放入苦瓜块、绿豆，大火炖煮 20 分钟，转小火继续熬煮 2 小时，加冰糖煮化即可。

功效 清泻胃火，清热解毒，止渴利尿，但脾胃虚寒者不宜饮此汤。

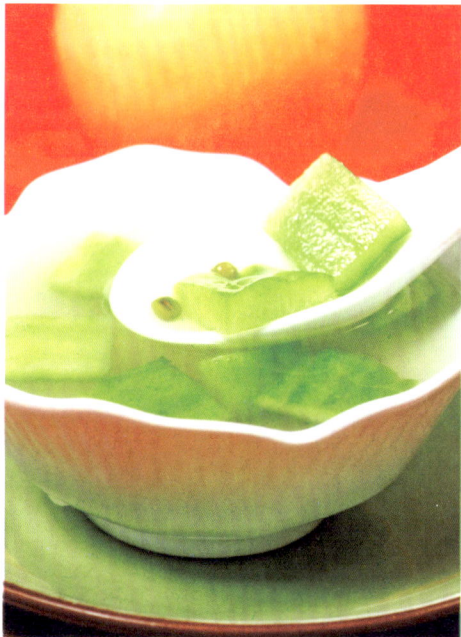

豆芽荞麦面

材料 荞麦面条 100 克, 绿豆芽 80 克。

调料 葱花 3 克, 花椒 2 克, 生抽 10 克, 植物油适量。

做法

❶ 绿豆芽择洗干净, 放入沸水中焯一下, 捞出过凉, 沥干水分; 荞麦面条煮熟, 用凉开水过凉, 沥干水分。

❷ 将面条盛入盘中, 撒上绿豆芽、葱花, 淋上生抽。

❸ 锅中入油, 放入花椒粒, 中火将花椒粒炸出香味后, 将热油泼在面条上即可。

功效 清胃热, 消暑。

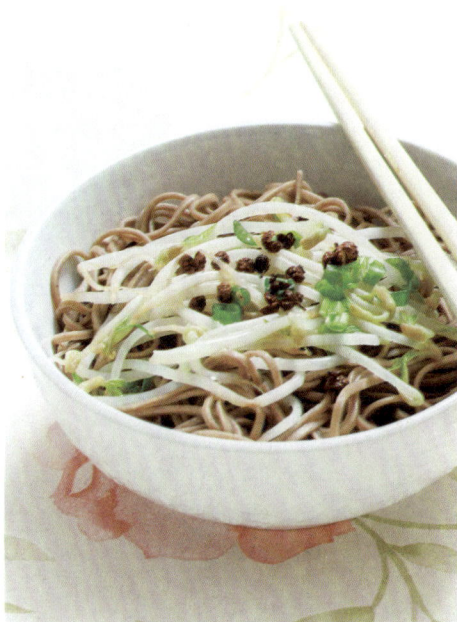

白萝卜梨汁

材料 白萝卜 100 克, 梨 1/2 个。

调料 蜂蜜、生姜汁各适量。

做法

❶ 将白萝卜洗净, 切成适当大小; 梨去皮去核, 洗净, 切成小块。

❷ 将上述材料放入榨汁机, 再加入适量饮用水搅打, 放入生姜汁和蜂蜜搅匀即可。

功效 消炎杀菌, 清热解毒, 润肠通便, 消除腹胀。

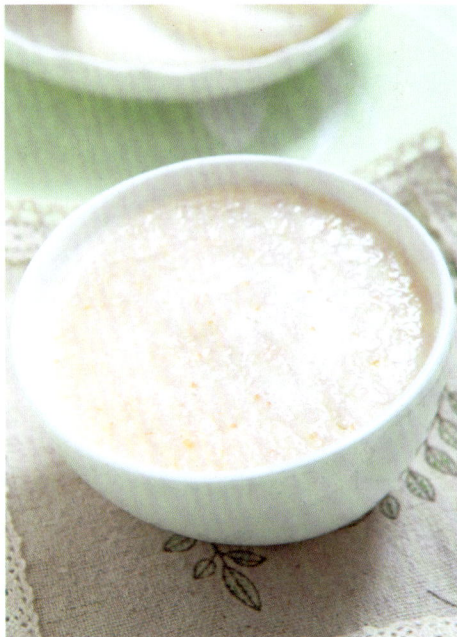

胃寒怎么吃

胃寒腹泻脸苍白

一般来说，平时怕冷、口淡不想喝水，冬天四肢冰凉、胃口不好、常感倦怠乏力者，多为胃寒之人。胃寒的人，应该采用暖胃的方法，日常做菜时可以多用胡椒、生姜等，多吃牛肉、羊肉、桂圆、大枣、带鱼等温补暖胃的食物。胃寒的主要症状如下。

胃寒痛

吃了寒凉的饮食，或是腹部遇到冷气刺激时，通常会出现骤然胃部作痛、痛势无休止、喜温喜按，伴随呕吐清水（酸水上逆）、怕冷、手足不温等症状。这种胃痛是由于脾胃受寒所致。

四肢不温

脾胃虚寒，体内以寒气为主导，人体内经脉收缩，气血运行随之减慢，

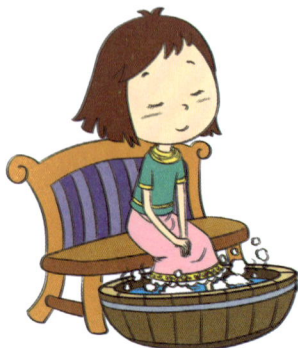

四肢不温多用热水泡脚

血液运行不畅，气血到达不了四肢末梢，没有能量的供应，手脚自然就会冰凉起来。建议加大运动量、促进血液循环，多吃温补脾胃的食物。热水泡脚、喝热茶等，都有改善作用。

易腹泻

一说到腹泻，很多人会下意识地认为是肠胃问题。的确，在很多情况下，腹泻与肠胃有关。不少人有久泻不止、缠绵不愈、大便稀薄，或见形寒肢冷、面色苍白、食欲缺乏、疲倦无力、腹软喜按、舌质淡等状况。这就是脾胃虚寒型腹泻的典型症状。脾胃虚寒的人容易在天气反复的时候感到阵痛，吃冷东西后也常腹泻、腹胀。

阳虚则生寒，宜选择温性食物，少食凉寒性食物，如苦瓜、芹菜、白菜、空心菜、白萝卜、茄子、柿子、西瓜、梨、柚子、生鱼、螃蟹、田螺、蚌等。

面色苍白

凡患者身上有寒气，多会出现面色苍白。中医认为，面色苍白的一个重要原因就是气血不足。脾胃为"气血化生之源"，脾胃虚寒，气血难以自足，故可见面色苍白。

暖胃的明星食物

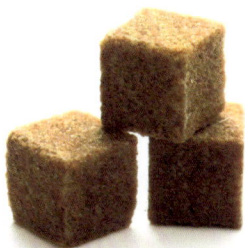

红糖

红糖味甘性温,具有益气补血、健脾暖胃、缓中止痛之功,其好处在于"温而补之,温而通之,温而散之",也就是我们俗称的温补。民间受寒腹痛、月经来潮时易感冒的人,常用红糖姜汤祛寒

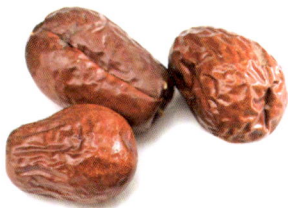

红枣

中医认为,红枣具有补益脾胃、养血安神之功。红枣粥温暖脾胃的功效很明显。红枣炒黑后泡茶喝,可辅助调理胃寒、胃痛。如果再放入桂圆,就是补血、补气的佳品,适合气血不足、倦怠乏力的人

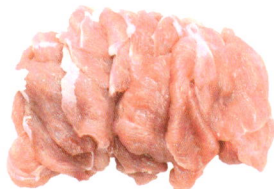

羊肉

《本草纲目》中记载:羊肉"能补中益气,主治虚劳寒冷、脏腑五劳七伤"。而《本草拾遗》更是将羊肉与人参相提并论,认为它是温补、强身的肉类上品。所以,羊肉很适合体虚胃寒者

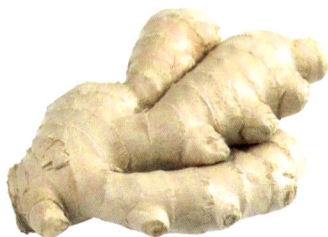

生姜

有脾胃虚寒的胃病患者,稍有不慎,感受风寒或饮食生冷,即易诱发胃脘隐痛、脘腹胀满、呕吐酸水等病症。生姜有温中散寒、和胃止呕的作用。故对虚寒性胃病患者具有保护胃肠功能和预防胃病复发等作用

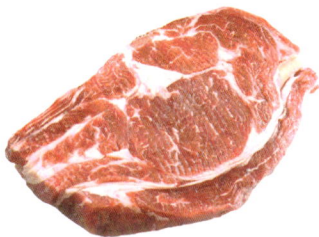

牛肉

《本草纲目》中指出,牛肉能"安中益气、养脾胃,补虚壮健、强筋骨,消水肿、除湿气"。中医认为,牛肉有补精血、温经脉的作用,能温养脾胃。大凡气血不足、面色苍白、疲倦无力的胃寒者,吃牛肉都有助于改善症状

萝卜羊排汤

材料　羊排骨 250 克，白萝卜 150 克。

调料　盐 5 克，姜片、葱段、料酒各 10 克，葱花少许。

做法

❶ 羊排骨洗净，剁成大块，沸水焯烫，捞出，用温水冲净备用；白萝卜去皮洗净，切厚片。

❷ 煲锅中倒适量清水，放羊排骨、葱段、姜片、料酒大火煮沸后改小火炖 1 小时，加白萝卜片继续炖煮约 30 分钟，撒上葱花，加盐调味即可。

功效　养脾胃，补虚寒。

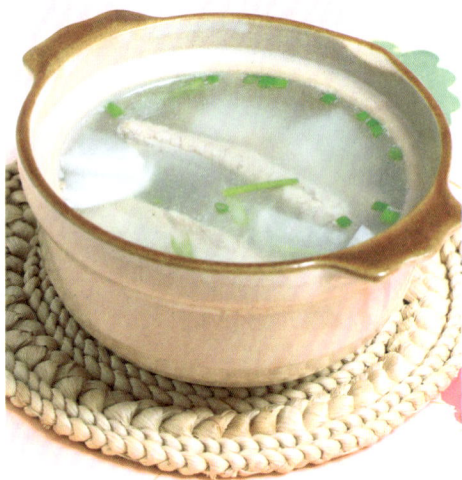

南瓜牛肉汤

材料　南瓜块 500 克，牛肉 250 克。

调料　盐适量。

做法

❶ 牛肉去筋膜，洗净切成 2 厘米左右的方块，放入沸水中焯变色后捞出，洗去血沫备用。

❷ 在砂锅内放入 1000 克左右的清水，用大火煮开以后，放入牛肉块和南瓜块，煮沸，转小火煲约 2 小时，用盐调味即可。

功效　温暖脾胃。

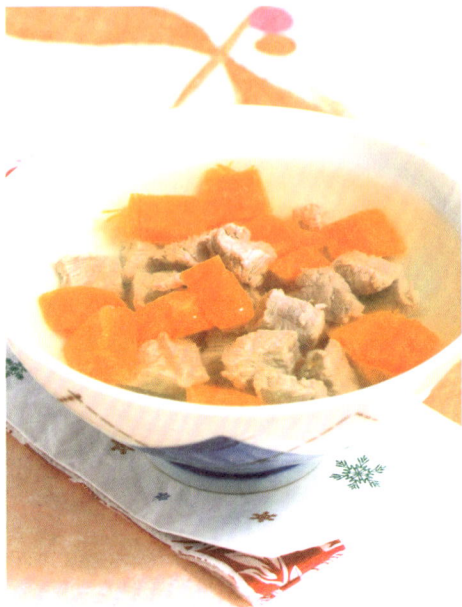

生姜羊肉粥

材料 大米 100 克，熟羊肉 60 克。

调料 姜末 10 克，葱末、料酒各 5 克，盐 4 克。

做法

❶ 熟羊肉切粒；大米洗净，浸泡 30 分钟。

❷ 锅中加水烧开，放入大米煮成粥。

❸ 锅置火上，倒入植物油烧热，加葱末、姜末爆香，下羊肉粒稍煸，倒入料酒，将羊肉炒熟后倒入大米粥中，最后加盐调味即可。

功效 羊肉有祛寒补虚、补肾壮阳的作用；姜有发散风寒、止呕助阳的作用。

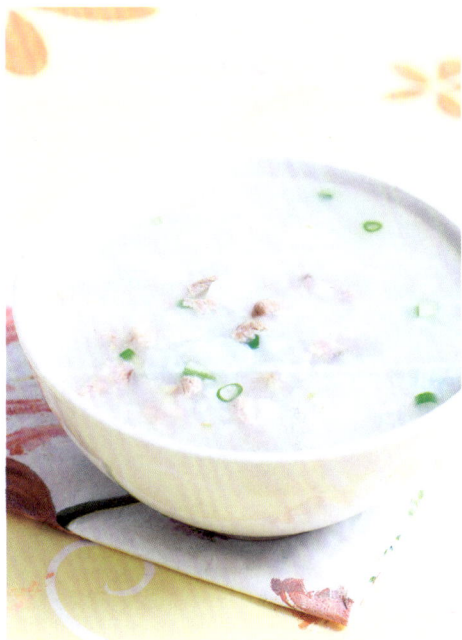

核桃补肾红茶

材料 核桃仁、桂圆肉各 3 克，红枣 2 枚，红茶适量。

做法 将所有材料一起放入保温杯中，冲入沸水，盖上盖子闷泡约 15 分钟后饮用。

功效 核桃、桂圆温补肾阳；红枣补中益气；红茶具有暖胃补气、促进血液循环、调节血脂、降低心脏病风险等功效，其富含蛋白质和糖分，可以给人体快速补充能量。

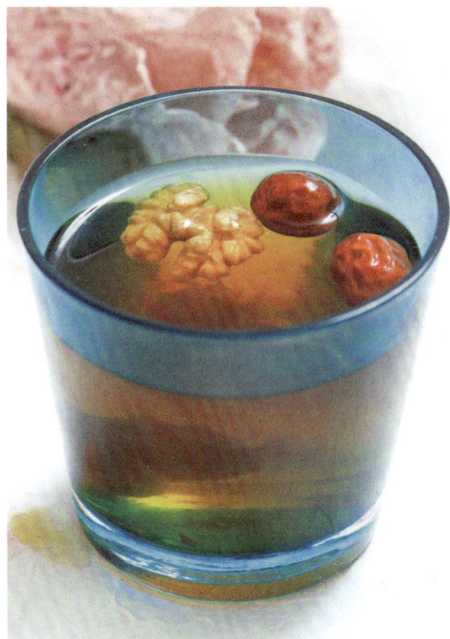

胃阴不足怎么吃

胃阴不足口干舌红

胃中阴液不足，虚热内生，胃失和降，常见胃脘隐痛，饥不欲食和阴虚证候。若是除了胃痛，还有似饥非饥、似痛非痛、似胀非胀的感觉，不想吃东西，嘴干，通常是胃阴不足导致。平时喜欢吃辛辣煎烤的食品，容易耗伤胃阴，或精神忧郁，日久化火，肝火消耗胃液，或过度疲劳，耗伤气阴，则阴虚生内热。

口干烦热

胃为燥土，喜润而恶燥，开窍于口，如果津伤液燥，则失于润养，不能濡润口腔、咽喉及食管。所以，口咽干燥是胃阴虚患者常有的感觉。因胃阴不足，非实火耗津，故虽口渴而喝水也不多（而胃热证是实火耗津，故口渴而喜冷饮）。胃阴不足，虚火内生，故午后及夜间常会烦热，夜间烦热常使人失眠。

舌质偏红

胃阴不足的一个典型症状就是舌质偏红，少苔。正常的舌苔应是薄白苔，薄薄的一层覆盖在舌上，舌苔均匀且较润泽，如果胃阴不足，则少苔，少津，口干。

胃脘隐痛

胃阴不足的人，常会感到胃脘部隐隐作痛或是胀闷，有种说不出的不适。很多患者去医院诊治时都说，感觉有个气球或大石头堵在胃里，但摸上去却没有任何东西。这是由于阴液不足，胃络失养所致。

饥不欲食

胃阴不足影响了消化和吸收，患者往往不想吃东西，或吃不下多少。中医说是饥而不欲食，胃受纳功能差。吃不下去的一个重要原因是脘腹痞满，胃有虚热，气机不畅，胃气失和，故胃脘部痞塞满闷，因虚致痞。痞满与胀满又不同，故患者有种似胀非胀的感觉。

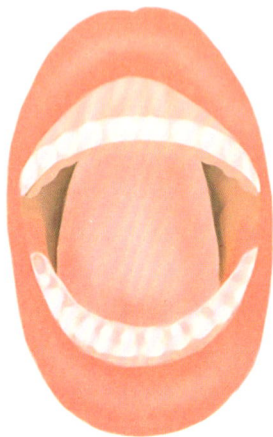

舌质偏红、少苔，是胃阴不足的表现

补胃阴的明星食物

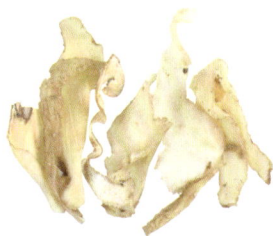

玉竹

玉竹味甘性平，具有养阴润燥，生津止渴之功，主治热病伤阴、咳嗽烦渴等症。古代医书认为，玉竹平补而润，非常适用于糖尿病阴虚燥热所致的口干、喝水多、吃饭多等病症

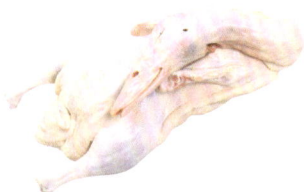

鸭肉

鸭肉具有滋五脏之阴、清虚劳之热、养胃生津之功。鸭肉最大的特点就是可以滋阴清热，尤其是低热、虚弱、食少、大便干燥和水肿者，喝鸭汤最为有益。鸭肉性凉，脾胃虚寒、腹部冷痛者不宜多食

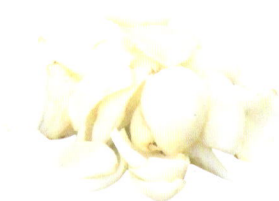

百合

百合味甘、微苦、微寒，具有润肺止咳、清心安神、祛热利尿之功。用百合煮粥，可以滋润肺胃，对呼吸道和消化道黏膜有保护作用。百合能消除莫名的烦躁，睡觉之前吃点放糖的百合羹可以让人安眠

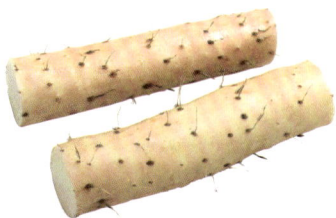

山药

山药性平和，气阴两补之佳品，既补脾肺肾之气，又补脾肺肾之阴，补气而不壅滞上火，补阴而不助湿滋腻，历来就被众医家大加赞誉。胃阴不足的人，可用山药煲汤食用，如山药瘦肉汤、山药莲藕汤等，都是既可口又养胃阴的汤水

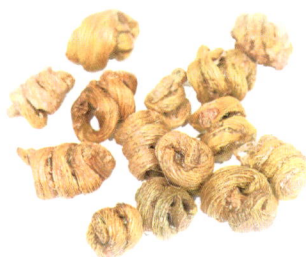

石斛

石斛味甘淡、微咸，性寒，具有滋阴养胃、生津止渴之功，能促进胃液分泌，助消化，还可促进唾液分泌，使口腔滋润，多用于热病之唇齿干燥、口渴等。对患有热性病，表现舌红口干者，用之有清凉滋养之效。石斛的用法非常简单，可鲜用，也可煎汤、泡茶

冬瓜薏米鸭肉汤

材料　鸭肉末 100 克，冬瓜片 200 克。

调料　薏米 50 克，盐 3 克，鸡精 1 克，香油、高汤各适量。

做法

❶ 薏米洗净，浸泡 2 小时。

❷ 砂锅置火上，倒入高汤，下入薏米，大火煮沸，转小火煮 30 分钟，倒入冬瓜煮至入味，放入鸭肉末稍煮，加盐、鸡精调味，淋入香油即可。

功效　清热祛湿，滋养胃阴，缓解口干、心烦。

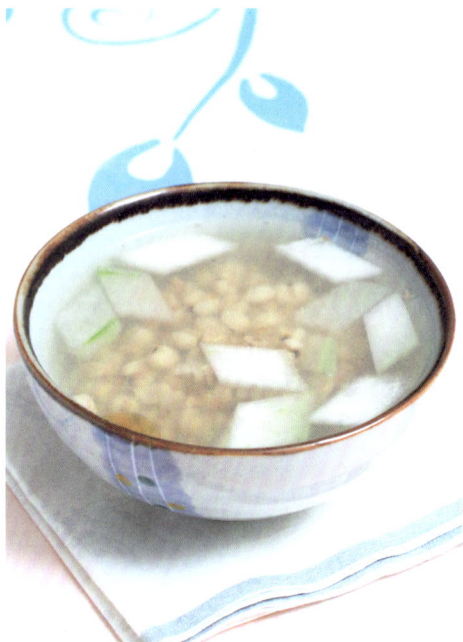

百合山药枸杞子甜汤

材料　山药 150 克，干百合 15 克，枸杞子 10 克。

调料　冰糖适量。

做法

❶ 山药去皮洗净，切小块；干百合、枸杞子分别用清水洗净，泡发。

❷ 锅置火上，倒入适量清水，大火煮沸，放入山药块、百合，改小火煮至山药块熟烂，加入枸杞子用小火煮约 5 分钟，加冰糖煮至化开即可。

功效　滋阴清热，益气补虚，润肺养肤。

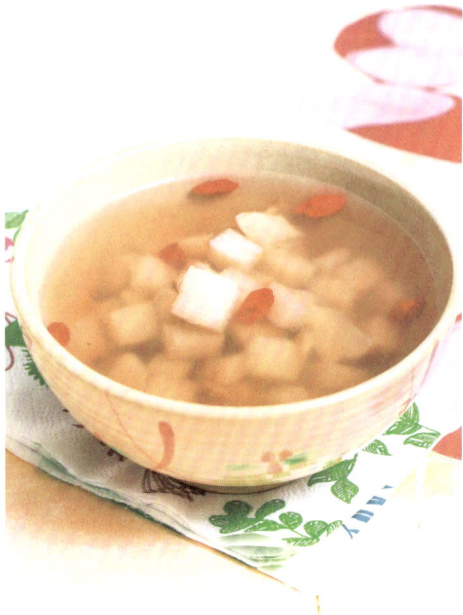

莲藕山药汤

材料 莲藕 200 克，山药 150 克，枸杞子 10 克。

调料 植物油、盐、味精、白糖、姜丝、清汤各适量。

做法

❶ 莲藕去皮，洗净，切厚片；山药去皮，洗净，切片；枸杞子洗净。

❷ 锅中放植物油烧热，放入姜丝略爆炒，倒入清汤煮沸。

❸ 放入藕片、山药片，用中火煮至熟透，加入枸杞子煮 5 分钟，用盐、味精、白糖调味，盛入碗中食用即可。

功效 健脾补胃，清心润燥，滋养肺阴、胃阴。

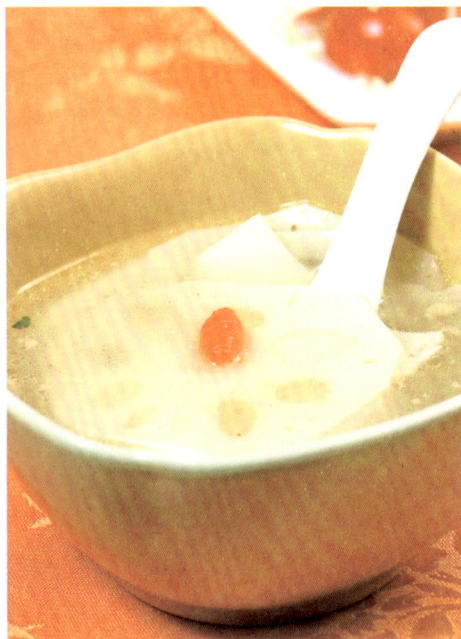

玉竹桑葚茶

材料 玉竹、桑葚各 6 克，红枣 3 枚。

做法 将红枣去核，果肉切成小块，同玉竹、桑葚一起放入杯中，倒入沸水，盖上盖子闷泡约 15 分钟后饮用。

功效 滋阴养血、益气安神。可调理阴虚体质的心悸气短、头晕眼花、口干咽燥、烦躁不安、大便干燥等症状。

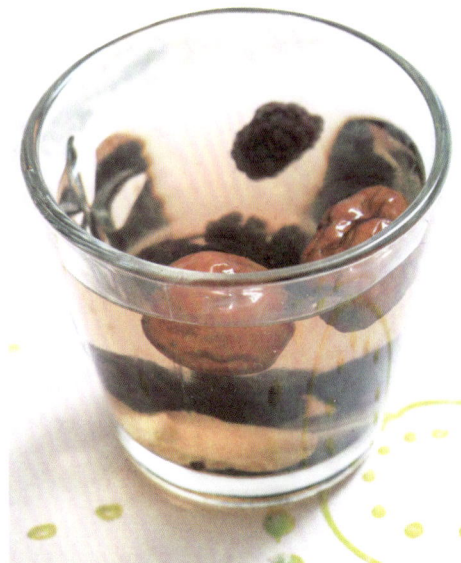

吃对吃好，胃才舒畅

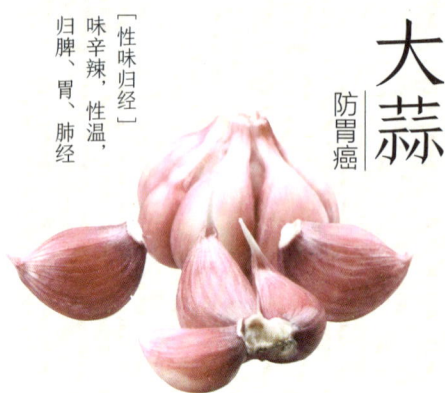

[性味归经] 味辛辣，性温，归脾、胃、肺经

大蒜
防胃癌

常食大蒜，不仅有助于降低血脂、血糖、血压及预防呼吸道疾病，还可降低胃内亚硝酸盐和真菌的含量，从而帮助预防消化道肿瘤的发生。原来，大蒜中的主要成分大蒜素可以辅助抑制人体胃癌细胞增殖，具有一定的防癌和杀菌功效。大蒜还含有较高含量的微量元素硒，这种元素能抑制致癌物亚硝胺的产生，对预防肿瘤有益。

养胃吃法

● 大蒜中的蒜素不稳定，遇热会较快失去作用，所以大蒜宜生吃。另外，切大蒜后别急着下锅，拍碎的大蒜放置 15 分钟后再下锅，让其跟氧气结合后生成蒜素再食用，能最大限度发挥大蒜的抗癌功效。

● 吃完大蒜后，嘴里会有异味，可以喝一杯温牛奶，小口慢咽，让牛奶在口腔中多停留一会儿，就可以有效去除蒜味了。

食用须知

● 新鲜大蒜中含有大蒜氨酸，若摄取过量，会造成胃部不适或腹泻。建议一般新鲜大蒜的每日食用量为 3～5 克。

● 蒜对胃黏膜有刺激作用，不宜空腹吃。

黄金搭配

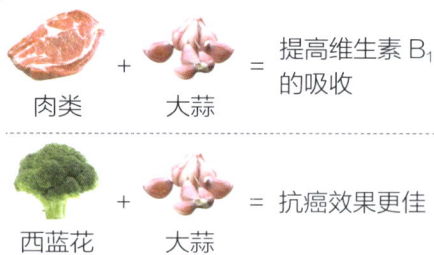

肉类 ＋ 大蒜 ＝ 提高维生素 B_1 的吸收

西蓝花 ＋ 大蒜 ＝ 抗癌效果更佳

养胃小偏方

大蒜 60 克，用火煨熟后顿服，每日一次，连服 7 天，可改善泄泻（慢性肠炎）。大蒜 20 克，捣烂如泥，敷两足心（先用凡士林薄涂），每日一次，可缓解小儿泻痢。

蒜蓉菜花

材料　菜花 200 克，蒜末 20 克。

调料　鸡精、蚝油各适量，植物油 3 克。

做法

❶ 菜花洗净掰成小朵，把小朵的菜花焯水，焯好水的菜花直接放入冷水中，待凉后控干水分。

❷ 锅中加入油，待油热后加入蒜末爆香，放入菜花翻炒片刻，再加入蚝油翻炒至熟，加入鸡精调味即可。

功效　大蒜中的大蒜素和硒元素有预防细胞突变、防癌、抗癌和抑菌、杀菌、抗病毒等作用，和菜花搭配能够补肾健脾益肠胃，防癌强身。

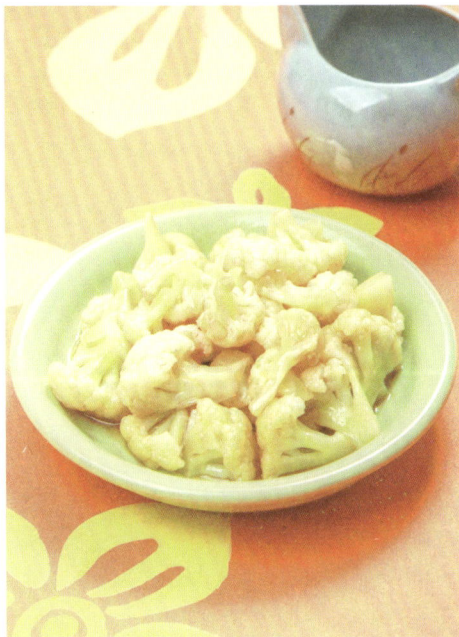

蒜蓉空心菜

材料　空心菜 400 克，大蒜 5 瓣。

调料　葱末、盐各适量，香油 2 克，植物油 4 克。

做法

❶ 空心菜择洗干净，切成长段；大蒜去皮，剁成蒜末。

❷ 炒锅倒油烧热，放入葱末和一小半蒜末炝锅，然后倒入空心菜炒至断生，加入盐、香油翻炒至入味。

❸ 出锅前加入剩下的蒜末炒匀即可。

功效　养血排毒，软化血管。

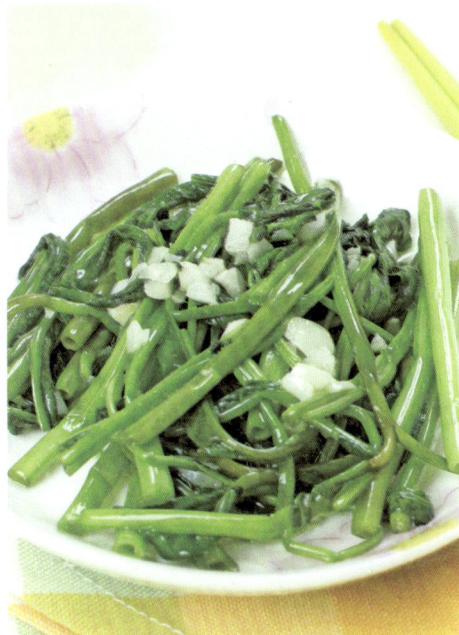

[性味归经]
味辛，性微温，
归脾、胃、肺经，

生姜

缓解反胃、
呕吐

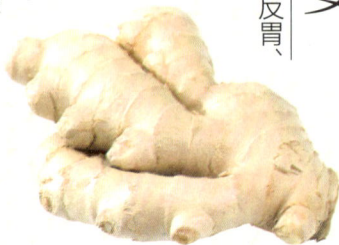

生姜是厨房必备的调味品，也是一种常用药物。在《伤寒论》和《金匮要略》中，生姜常用来解表、和胃散寒、温中止呕等，其具有解表发汗而不伤津液的作用。后世医家称生姜为"胃家圣药"，可帮助缓解反胃、呕吐、晨吐、胃肠胀气等症状，虚寒胃病患者常适量服食，还可预防或减少胃脘不适的发生。现代医学认为，生姜含有挥发性姜油酮和姜油酚，具有活血、祛寒、除湿、发汗等功能。

养胃吃法

● 每天吃生姜不宜超过 2~4 克，否则会胃灼热。晕车的人在乘车之前，可以切一片薄薄的生姜含入口中，唾液把辛辣的姜汁吞入胃中，就能缓解呕吐症状。

● 喝生姜水可以暖胃，在出现胃部不适时只要喝一碗生姜水就可缓解症状了。这种方法偶尔用之，未尝不可，但不可长期应用。因为胃病患者若喝大量的生姜水会刺激胃黏膜分泌过多的胃酸，从而可加重胃部不适、胃痛等症状。

食用须知

● 生姜有"留姜皮则凉，去姜皮则热"之说。通常情况下，生姜最好不要去皮，以充分发挥生姜的整体功效。而用在寒性体质者或做凉菜时，才建议将生姜皮去掉。

● 患有痈肿疮疖、痔疮、肠结核、胃溃疡、胃出血、肺气肿、肺结核者不宜长期食用生姜。

黄金搭配

螃蟹	+ 生姜	= 中和蟹肉的寒性，预防肠胃出现不适
鱼	+ 生姜	= 暖胃和中
莲藕	+ 生姜	= 对呕吐不止有一定的疗效

养胃小偏方

治疗呕吐时，可用生姜汁 1 汤匙、蜂蜜 2 汤匙，加水适量煮开，趁热服用，每日 3 次。乘车前喝些姜汁还可防止晕车呕吐。

红枣生姜饮

材料 红枣 2 枚，生姜 1 片。

调料 红糖适量。

做法 将红枣、生姜、红糖一起放入杯中，倒入沸水，盖上盖子闷泡约 10 分钟后饮用。

功效 散寒发热，护胃养血，帮助消化。本茶饮是体寒怕冷、贫血体质者的良方。

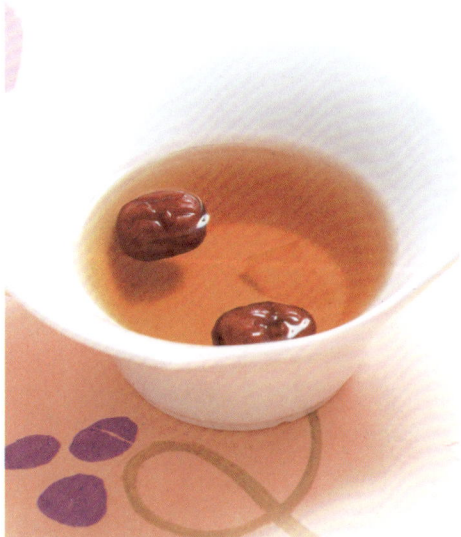

姜糖苏叶饮

材料 生姜 3 克，紫苏叶 5 克。

调料 红糖 15 克。

做法

❶ 生姜洗净切丝。

❷ 生姜丝与紫苏叶一起放入瓷杯内，加入红糖适量，开水冲泡闷泡 10 分钟后，趁热服用即可。

功效 生姜有温暖、兴奋、发汗、止呕、解毒、健胃等多种功效。紫苏性辛温，能够解除肌表的寒气。红糖可助脾、补血。三味合用，能温中散寒，解表发汗，常用于受凉受风之后周身明显怕冷的风寒感冒。

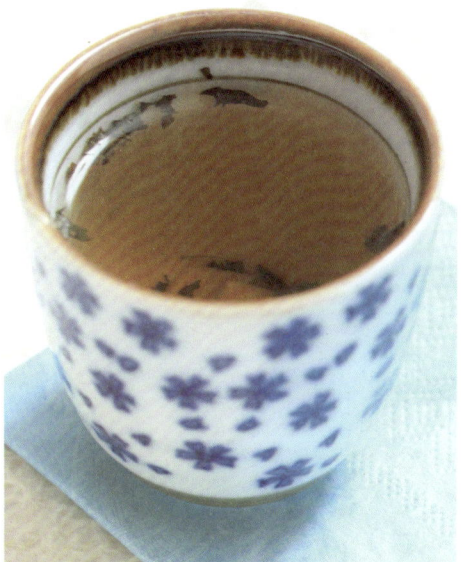

山药

改善脾胃
虚弱

[性味归经]
味甘，性平，
归肺、脾、
肾经

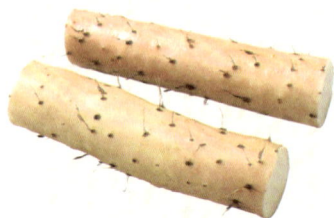

中医认为，山药既益气又养阴，有补脾肺肾、固肾益精、健脾止泻之功。山药甘中带涩而具敛补之性，通过补气而能固涩用于调治慢性泄泻，通过养阴而润肠道用于调治习惯性便秘。现代药理研究也表明：山药对大鼠离体肠管运动有双向调节作用，既可止泻，又可通便。另外，山药富含淀粉酶、多酚氧化酶等物质，可以增强脾胃动力，帮助消化；山药含有较多的膳食纤维，食用后有明显的饱腹感，能控制食欲、平稳血糖。

养胃吃法

● 山药养胃的烹饪方法有3种：一是蒸山药。原汁原味，营养价值能很好地保存，有效成分也不易被破坏。一般可用鲜山药100克，洗净后蒸30分钟，去皮食用。二是熬粥。山药粥很适合脾胃虚弱者吃。三是煲汤。山药最富营养的成分存在于它的黏液中，主要包括甘露聚糖和黏蛋白。因此不要把煮山药的汤汁弃去。

● 木耳炒山药，清理肠胃效果也不错。

食用须知

● 山药含有16%左右的淀粉，如果吃的量大时需要适当减少主食数量，以保证热量平衡，一般125克山药相当于25克米或面粉的能量。

● 山药是偏补的药，甘平且偏热，体质偏热、容易上火的人不宜多食。

黄金搭配

羊肉	+	山药	=	健脾胃，益中气
红枣	+	山药	=	补脾胃，补气养血
小米	+	山药	=	健脾气，养胃气，补元气，益虚损，改善胃肠病

养胃小偏方

山药粉可辅助调理伴有食欲缺乏的便秘，用生山药打粉，饭前口服3克，即可起到健脾通便的作用，快则1~2天就能起到作用。

牛肉山药枸杞子汤

材料 牛腱子肉 150 克，山药 100 克，莲子 15 克，桂圆肉 10 克，枸杞子 5 克。

调料 盐 5 克，葱段、姜片、料酒、清汤各适量。

做法

❶ 将牛腱子肉洗净，切块，焯水捞出沥干；莲子、枸杞子洗净，用温水泡软；山药洗净，去皮，切块。

❷ 砂锅内放入清汤、牛腱子肉、葱段、姜片大火烧开，加入料酒，改小火炖 2 小时，放入山药、莲子、枸杞子、桂圆肉小火炖 30 分钟，加盐即可。

功效 温热身体，增强活力。

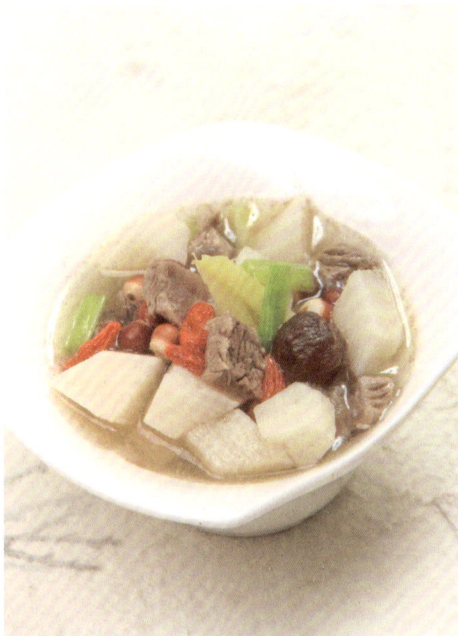

清炒山药

材料 山药 100 克，干木耳 10 克，芹菜 50 克，胡萝卜 30 克。

调料 盐 3 克，蒜末 5 克，植物油适量。

做法

❶ 木耳泡发，去根洗净，切小朵；芹菜择洗净，切段；胡萝卜洗净，切片；山药去皮，切菱形片，清水加醋浸泡。

❷ 将芹菜段、木耳、胡萝卜片分别入锅焯一下。

❸ 锅内放油烧至七成热，爆香蒜末，放入山药片炒至七分熟，将焯好的食材入锅翻炒，放盐调味即可。

功效 健胃消食，改善脾虚。

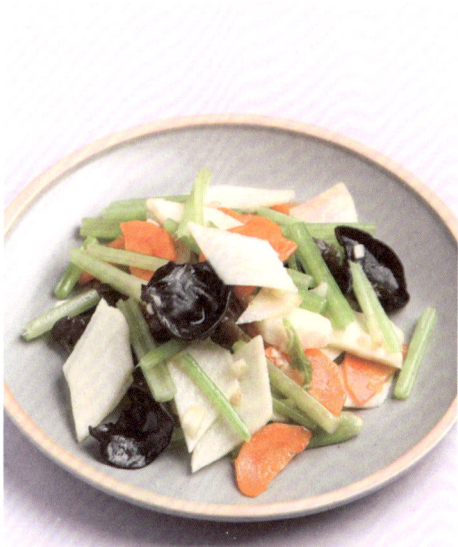

圆白菜

缓解胃部溃疡

[性味归经]
味甘，性平，
归脾、胃经

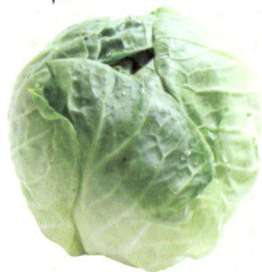

圆白菜有护胃的功能，并且拥有"天然养胃菜"的美誉。中医认为，圆白菜有健脾养胃、行气止痛之功。现代研究发现，其中所含的B族维生素、维生素U等营养物质不仅能抗胃部溃疡、保护并帮助修复胃黏膜，还可以保持胃部细胞活跃旺盛，降低病变的概率，尤其利于缓解胃及十二指肠溃疡病的早期疼痛。此外，圆白菜含有大量水分和膳食纤维，有宽肠通便作用，可增加胃肠消化功能，促进肠蠕动，对习惯性便秘很有效。

养胃吃法

● 圆白菜生吃的食疗保健效果最好。胃病患者可以将圆白菜凉拌、做沙拉或榨汁吃。

● 榨圆白菜汁最好用圆白菜的内2/3部分，既鲜嫩，水分又充足。把菜洗净后，切或撕成小块，放入榨汁机中，加入少量凉白开后榨汁。由于圆白菜汁进入体内8小时后，其中约80%会被代谢掉，因此，不宜一次大量饮用，最好把200毫升圆白菜汁在一天内分3次喝完，而且饭前喝效果更好。

食用须知

● 由于圆白菜中含有硫化物，做菜时不要盖锅盖，可以使挥发性分子大量地释放出去，圆白菜熟吃时也不宜加热过久，以免活性成分受到破坏。

● 圆白菜不要用刀切，最好用手撕，能保持其营养成分不流失。

黄金搭配

木耳	+	圆白菜	=	宽肠通便，辅助预防肠癌
青椒	+	圆白菜	=	健脾养胃，促进胃肠蠕动
柠檬	+	圆白菜	=	行气止痛，保护心脑血管

养胃小偏方

鲜圆白菜500克，绞取汁液，取汁微微加热，也可稍加麦芽糖。每次200毫升，饭前服用，每日2次。有缓急止痛的作用，适合脾胃不和、消化性溃疡等胃脘疼痛者。

手撕包菜

材料 圆白菜 300 克。

调料 酱油 5 克，盐 3 克，花椒 2 克，干辣椒 2 个。

做法

❶ 圆白菜洗净，去根，一片一片地撕开，撕成小块。

❷ 锅中放适量油，烧热，放入花椒，小火煸香，捞出花椒，再把干辣椒放到油锅中煸香。

❸ 调大火烧热油，下圆白菜块，反复翻炒 2 分钟，快熟时加盐、酱油调味，炒匀即可。

功效 开胃助消化，保护胃黏膜。

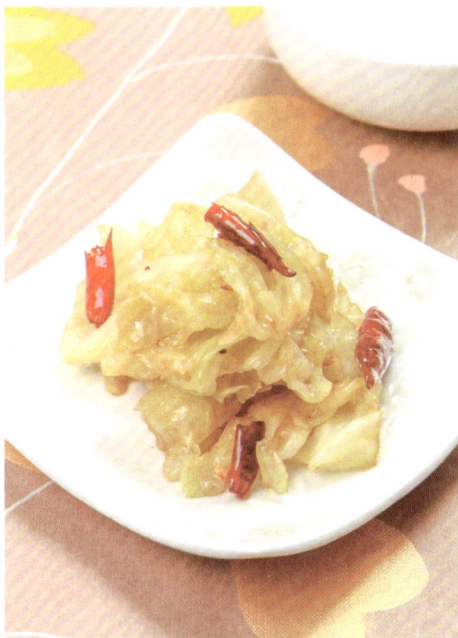

圆白菜汁

材料 圆白菜 200 克。

调料 柠檬 1/2 个，蜂蜜适量。

做法

❶ 柠檬洗净，去皮、核，切小块；圆白菜洗净，撕成小片。

❷ 将上述食材倒入全自动豆浆机中，加入适量凉饮用水，按下"果蔬汁"键，豆浆机提示做好后倒入杯中，加入蜂蜜搅匀即可。

功效 行气止痛，可缓解消化性溃疡。

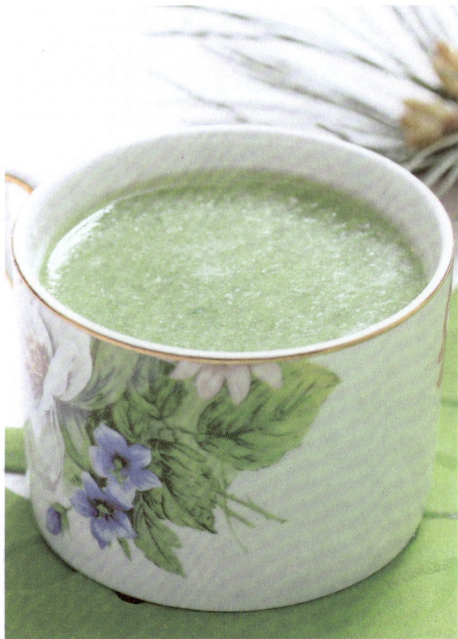

[性味归经]

味甘，性平，归脾、胃经

土豆

土生土长 | 补胃土

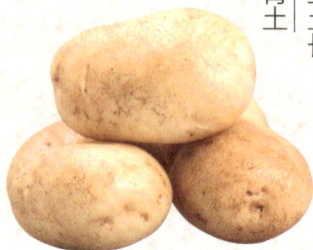

土生土长的土豆补益胃气的功能突出，有"地下水果"之称。中医认为，土豆有和胃调中、健脾益气之功，对辅助调理胃溃疡、习惯性便秘等疾病有裨益，兼有解毒、消炎的作用。现代医学认为，土豆含少量的龙葵素，能减少胃液分泌，缓解痉挛，对胃痛有一定的辅助调理作用；土豆含有大量膳食纤维，能宽肠通便，帮助减肥。另外，土豆富含钾，每周吃5~6个土豆可使脑卒中发病率下降40%。

养胃吃法

● 土豆煮着吃很养胃，却不适合用来做凉拌菜。因为如果生吃的话，其所含的淀粉粒不会破裂，人体是无法消化吸收的。如果土豆烤着吃，最好烤到半熟。烤得半熟的土豆片，有清肠的作用。

● 消化功能已减弱的老年人，可用1/3的土豆泥（煮熟去皮捣碎）和2/3的面粉混合，做成软饼吃，既香软可口，又能延年益寿。

食用须知

● 土豆中含有一种叫"龙葵素"的微量毒素（如果吃土豆时口麻、发涩，则表明含龙葵素较多，应立即停止食用），烹调时应加入适量的米醋，能起到解毒作用。

● 土豆不宜油炸吃，因为土豆油炸后会吸收大量脂肪，热量很高，许多营养物质被破坏，还会生成有致癌作用的丙烯酰胺。

黄金搭配

豆角	+	土豆	=	调理消化系统，消除胸闷胀满
牛肉	+	土豆	=	健脾养胃，保护胃黏膜
大蒜	+	土豆	=	开胃调中，防胃癌

养胃小偏方

土豆1个，挖个小洞，纳入独头蒜1个，蒸熟食用，每日2次，可调理肠胃。

牛肉土豆汤

材料 牛肉 800 克，土豆 300 克。

调料 胡椒粉、蒜末、桂皮、料酒、小葱、盐、姜各适量。

做法

❶ 牛肉洗净，切成小块，用冷水泡约 2 小时后，连水倒入煲内煮沸，撇去浮沫，放入拍破的小葱、姜、桂皮、料酒、盐煮沸，转用小火炖烂，然后去掉葱、姜、桂皮。

❷ 土豆削去皮，切成块，用碗装上，放入牛肉汤，上笼蒸烂取出。

❸ 将土豆块倒入牛肉煲内，煮沸后加蒜末调好味，撒上胡椒粉即可。

功效 健脾养胃，补中益气。

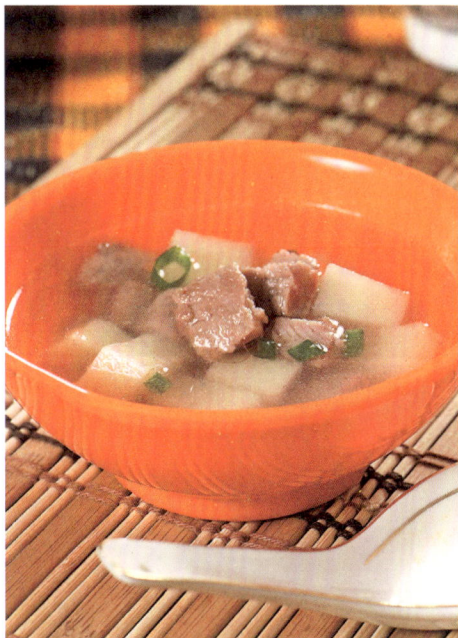

地三鲜

材料 土豆块、茄子块各 200 克，柿子椒片 100 克。

调料 葱末、盐、白糖各 3 克，蒜末 5 克，老抽 8 克，水淀粉 10 克。

做法

❶ 锅中放油烧热，将茄子块、土豆块和柿子椒片分别过油，茄子炸软，土豆炸黄，柿子椒稍微过油即可。

❷ 留底油炒香蒜末，放茄子块、土豆块，倒老抽翻炒后，加盖烧 5 分钟。

❸ 倒入柿子椒片，加白糖和盐调味，倒水淀粉勾芡，撒葱末即可。

功效 健脾开胃，促进胃肠蠕动。

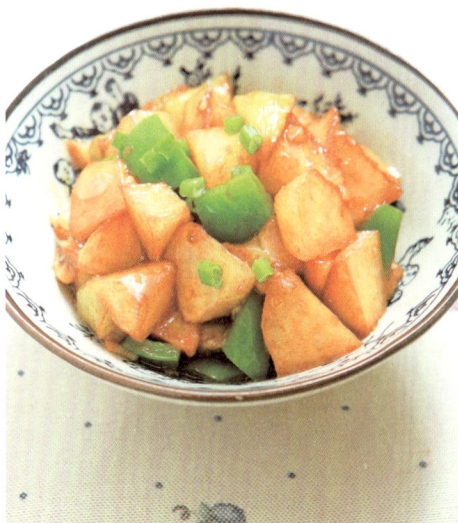

胡萝卜

健胃「小人参」

[性味归经]
味甘，性平，
归脾、胃、
肺经

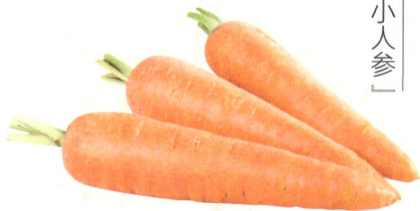

中医认为，胡萝卜可以宽中下气、健胃消食、壮元阳、安五脏，对消化不良、饱闷气胀、久痢、咳嗽、夜盲症等有较好的疗效，故被誉为"小人参"。现代医学认为，胡萝卜中的有效成分胡萝卜素、核酸物质、双歧因子等，可以有效保护肠黏膜，并能增殖肠道内的有益菌群。同时还可以刺激肠胃的血液循环，改善消化系统。

养胃吃法

● 胡萝卜熟吃，其所含的胡萝卜素经小肠吸收可转化成维生素 A，有利于提高机体免疫功能，对维持正常视觉功能有重要作用。不过，胡萝卜素属于脂溶性物质，它只有溶解在油脂中，才能转变成维生素 A 被人体吸收。所以，食用胡萝卜最好与肉同炖，而且食用时宜细嚼慢咽，既暖胃养胃，又补充维生素 A。

● 胡萝卜煮熟后，拌蜂蜜食用，每次 250~500 克，每天 2 次，可帮助调理便秘。

食用须知

● 若是凉拌，必须在其中滴入少许如香油之类的油脂，然后在口中充分咀嚼，嚼成碎末咽下，才有利于 β－胡萝卜素的吸收。

● 低血压、低血钾患者，肠虚泄泻者应慎吃或不吃。

黄金搭配

瘦肉 + 胡萝卜	=	补中益气，清肠润燥
羊肉 + 胡萝卜	=	养肝明目，温暖补身
黑木耳 + 胡萝卜	=	利膈宽肠，通便防癌

养胃小偏方

给腹泻小儿喂食胡萝卜泥（胡萝卜蒸熟后用磨板磨成胡萝卜泥，每日 3 次，每次 1~2 勺）时，若让患儿适量喝点小米汤，可帮助减少顽固性腹泻的次数。

胡萝卜菠菜汁

材料 胡萝卜150克，菠菜100克。
调料 蜂蜜适量。
做法

❶ 胡萝卜洗净，切小块；菠菜洗净，焯水后过凉水，切小段。

❷ 将上述食材和适量饮用水一起放入榨汁机中搅打，打好后加入蜂蜜调匀即可。

功效 清热解毒，润肠通便。

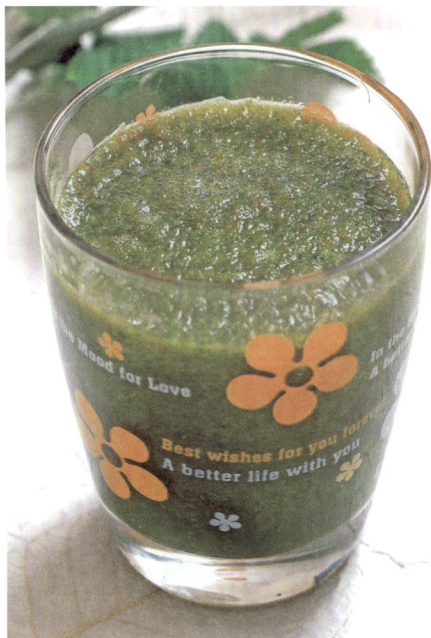

胡萝卜炒木耳

材料 胡萝卜250克，水发黑木耳50克。
调料 葱花、盐、植物油各适量。
做法

❶ 胡萝卜洗净，切丝；水发黑木耳择洗干净，撕成小朵。

❷ 锅置火上，倒油烧至七成热，加葱花炒香，放入胡萝卜丝翻炒。

❸ 加木耳和适量清水烧至胡萝卜丝熟透，用盐调味即可。

功效 润肠通便，是垃圾毒素的清道夫。

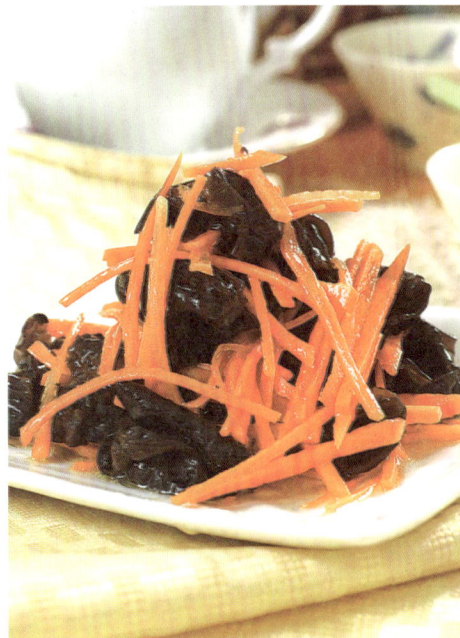

菠菜

益肠胃，通便秘

[性味归经] 味甘、涩，性凉，归肝、胃、大肠、小肠经

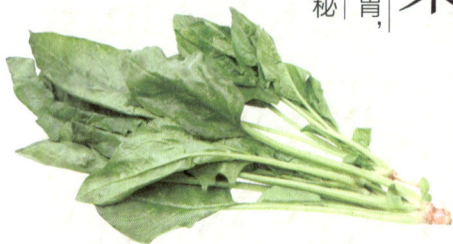

中医认为，吃菠菜可以润燥养肝，益肠胃，通便秘。《食疗本草》中称其"利五脏，通肠胃，解酒毒"。菠菜常用于辅助调理肝经有热、头昏烦热、眼目昏花、痔疮便血、衄血、消渴引饮、慢性便秘、口角溃疡等病症。现代医学认为，菠菜可促进胃和胰腺分泌，增食欲，助消化，特别是在进食油腻食物后，菠菜在促进消化和排便的同时，起到"去火"的效果。菠菜富含的植物粗纤维还能促进肠道蠕动，有利排便。

养胃吃法

● 菠菜可以炒、拌、烧、做汤吃，每次用 100～250 克（由于其性凉，吃多了可能会刺激肠胃）。为了有效地发挥菠菜调理肠胃的功效，烹调时可加姜蒜，做成如姜汁菠菜、蒜蓉菠菜等，味道既好，又可中和菠菜的凉性。

● 菠菜拌凉菜时可加点坚果，不仅可以增加香味，而且营养更加丰富，如芝麻菠菜、果仁菠菜等。坚果富含油脂，和菠菜一起搭配食用，具有通肠导便之功，尤其适合便秘者食用。

食用须知

● 菠菜含草酸较多，为了预防形成结石和影响人体对钙的吸收，吃菠菜时最好先用水焯煮并把水倒掉，以减少草酸含量。

● 一些急需补钙的人，以及患有软骨病、肾结石、腹泻、肾炎等疾病的人，应少吃或者暂时不吃菠菜。

黄金搭配

大蒜	+ 菠菜	= 消除疲劳，滋养皮肤
豆腐	+ 菠菜	= 清热解毒，润肠通便

养胃小偏方

菠菜根洗净，开水煮 3 分钟，捞出沥水，用香油拌食，每日 3 次，每次 250 克，可调理便秘。用菠菜根 10～30 个，小火煮烂，每日 3 次，可调理消化不良。

菠菜猪血汤

材料　菠菜1棵，猪血50克。

调料　盐2克，姜片5克，植物油适量。

做法

❶ 菠菜洗净，用热水焯一下，切段，下油锅略炒。

❷ 猪血洗净，切块后，放入菠菜锅内，翻炒两下后，加水加姜大火煮开，再转小火焖煮一会儿，加盐调味即可。

功效　清肠排毒，促进肠道蠕动，利于排便。

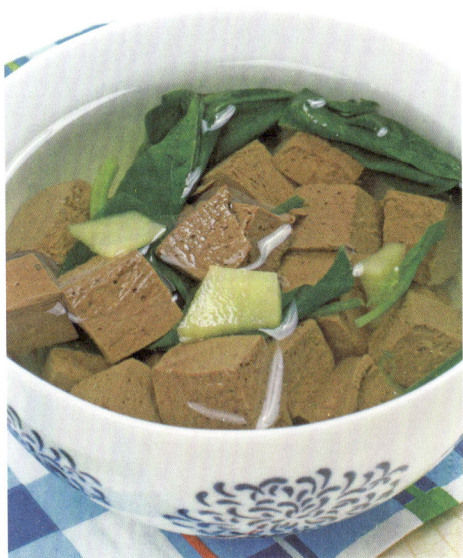

蒜蓉菠菜

材料　菠菜200克，蒜蓉15克。

调料　姜末、盐各3克，植物油、香油各适量。

做法

❶ 菠菜去根，择洗干净，焯水，盛出切段。

❷ 锅置火上，倒油烧至五成热，下姜末、蒜蓉爆香。

❸ 倒入菠菜翻炒至熟，点香油即可。

功效　通便排毒，防癌，对胃和胰腺的分泌功能有良好的刺激作用，适宜慢性便秘、高血压、糖尿病患者食用。

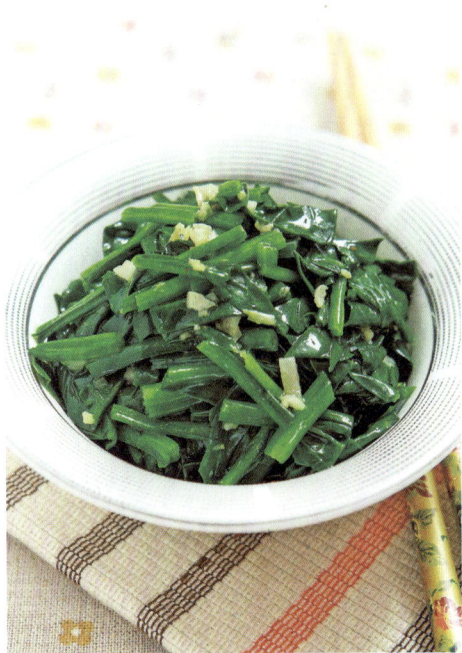

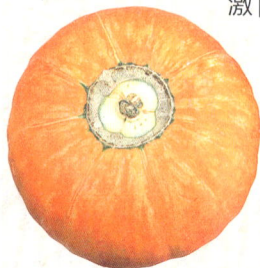

南瓜

保护胃不受刺激

[性味归经]
味甘，性温，
归脾、胃经。

中医认为，南瓜有补中益气、解毒杀虫之功，还可通便。现代医学认为，南瓜中含有丰富的果胶成分，不仅可"吸附"细菌和有毒物质，包括重金属、铅等，起到排毒作用，还可以保护胃肠道黏膜免受粗糙食物的刺激（减少溃疡等），具有很好的养胃功效。而且，南瓜所含成分还能促进胆汁分泌，加强胃肠蠕动，帮助食物消化，是健胃消食的高手。

养胃吃法

● 南瓜细软易吸收，南瓜粥、南瓜汤、蒸南瓜等是很多家庭餐桌上常见的养胃美食。比如说早餐煮粥时放几块南瓜做成南瓜粥，中午煮饭时加一块南瓜做成南瓜饭，或者在晚餐桌上加一道南瓜粉丝汤，都可滋养肠胃，简单方便。

● 南瓜易产气，对于爱生气和平时容易脘腹胀满的人，最好不要多吃，更不能和红薯、土豆放在一起吃，这样会增加脘腹胀满的程度。

食用须知

● 南瓜皮不好消化，消化不良的患者食用时最好去皮。

● 南瓜中含有较多的糖分，胃热者、气滞湿热内蕴者不宜多食，以免腹胀。

黄金搭配

山药	+	南瓜	=	健胃消食，降低血糖
绿豆	+	南瓜	=	健脾养胃，祛暑祛湿
大米	+	南瓜	=	补中益气，解毒杀虫

养胃小偏方

若患有蛲虫病时，可把南瓜子研成细末，用开水调服，每次 1 匙，每日 2 次，连服 5~6 天。若患绦虫病，可将新鲜的南瓜子 50 克捣烂，加开水制成乳剂，每日空腹 1 次吃完。

燕麦南瓜粥

材料 燕麦片 30 克，大米 50 克，小南瓜 1 个。

做法

❶ 将南瓜洗净，削皮，去瓤，切成小块；大米洗净，用清水浸泡 30 分钟。

❷ 锅置火上，将大米与清水一同放入锅中，大火煮沸后改小火煮 20 分钟。

❸ 放入南瓜块，小火煮 10 分钟，再加入燕麦片，继续用小火煮 10 分钟即可。

功效 改善食欲缺乏、消化不良、便秘等不适。

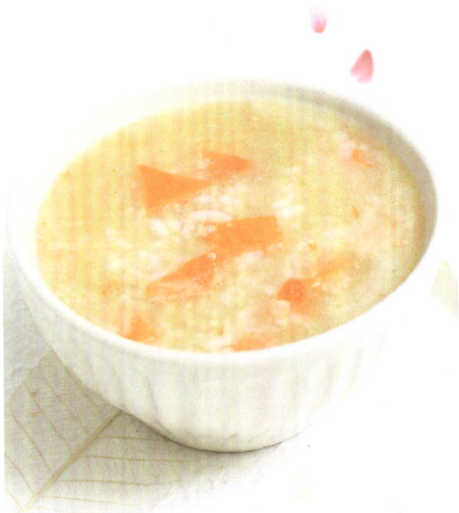

红枣蒸南瓜

材料 南瓜 150 克，红枣 20 克，白糖少许。

做法

❶ 南瓜削去硬皮，去瓤后，切成厚薄均匀的片；红枣泡发洗净。

❷ 南瓜片装入盘中，加入白糖拌均匀，摆上红枣。

❸ 蒸锅上火，放入南瓜片和红枣，蒸约 30 分钟，至南瓜熟烂即可。

功效 补气血，健脾胃，保护胃黏膜，帮助消化，改善食欲缺乏、便秘等不适。

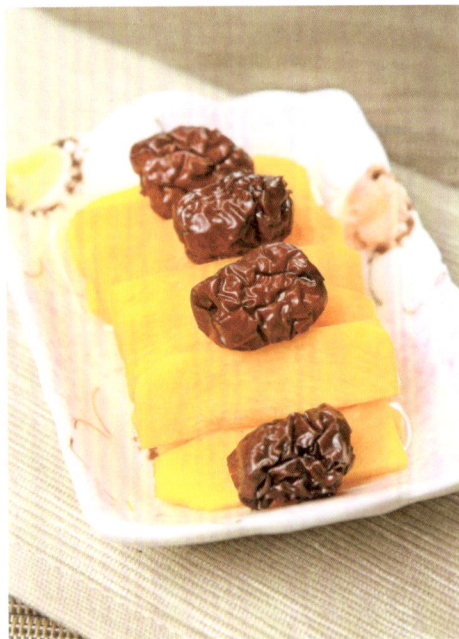

第 4 章 胃不好，吃什么最养胃 · 107

[性味归经]
味甘，性温，归脾、胃、肾经

板栗

胃纳不佳 可常食

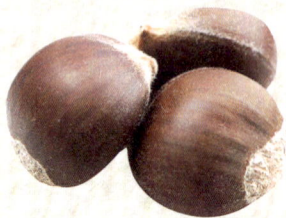

中医认为，板栗有补中益气、养胃健脾、补肾强筋之功，南梁陶弘景称其能"益气，厚肠胃，补肾气"。凡年老体虚、脾胃虚寒、食少纳呆、肠鸣久泻者，都可常食板栗。老年人胃功能退化，常会出现胃纳（胃主受纳，能接受和容纳水谷）不佳的问题，此时喝些板栗粥可以健运脾胃，增进食欲。现代医学认为，板栗能提供较多的热量，充饥的同时能促进脂肪代谢，因此可厚补肠胃。

养胃吃法

● 板栗生吃能补肾，熟吃能健胃。用板栗和大米煮粥，很适合胃口差、食少的人。将板栗肉切碎，与大米一同煮粥，临熟时加桂圆肉少许，常食之，对久病体虚、形体消瘦、面白无华的人有良好的补益作用。

● 板栗生吃过量，难以消化，熟食过量，易阻滞肠胃。因此，每天食用板栗的量以5~10枚为宜。另外，板栗含淀粉较多，饭后吃易导致热量摄入过多，增加肥胖的概率。所以，最好在两餐之间把板栗当成零食，或做在饭菜里吃，而不要在饭后大量吃。

食用须知

● 可将板栗放锅中煮熟，过凉水后再剥壳，这样容易剥出完整的板栗仁。

● 脾虚腹胀、消化不良者，产后、病后及便秘者须慎食板栗。

黄金搭配

鸡肉	+	板栗	=	增补五脏，补益体力
牛肉	+	板栗	=	健脾养胃，强筋壮骨
红枣	+	板栗	=	健脾益气，养胃健脑

养胃小偏方

用风栗壳（板栗的有刺硬壳为风栗壳）三四个，烧成炭，研为粉末，加纯蜜糖适量，用热开水调匀后进服，每日2次。可缓解不太严重的痔疮（尤其是内痔）出血。

板栗红薯粥

材料　大米、小米各 30 克，熟板栗 40
　　　克，红薯 50 克。

调料　白糖适量。

做法

❶ 大米、小米分别洗净；板栗去皮，取
　肉；红薯洗净，切小块。

❷ 锅置火上，倒入适量清水，放入大米
　和小米煮沸，放入红薯块、板栗肉转
　小火煮 30 分钟至米烂粥稠，加入适
　量白糖即可。

功效　补中益气，健脾补肾，润肠通便，
　　　防癌抗癌，壮筋骨，通乳汁。

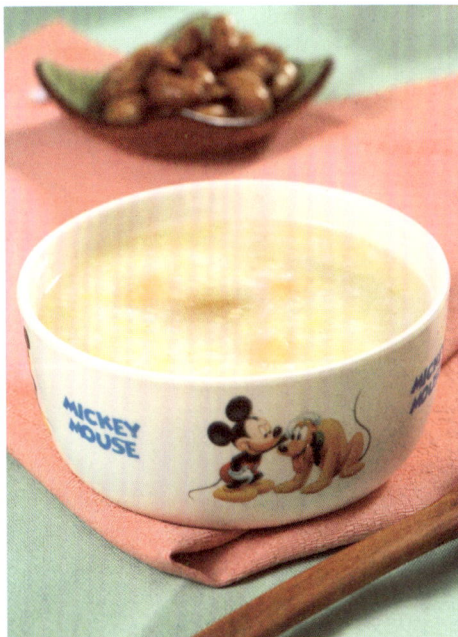

板栗炒香菇

材料　水发香菇片 200 克，板栗肉 100
　　　克，油菜段 50 克，鸡蛋 1 个。

调料　葱花、姜片、蒜片、淀粉各 5 克，
　　　盐 4 克，水淀粉 15 克，植物油、
　　　香油各少许。

做法

❶ 水发香菇片用鸡蛋液、淀粉拌匀。

❷ 板栗肉洗净，切片，煮熟捞出。

❸ 油锅烧热，下香菇片滑油至微黄，盛
　出，原锅倒油烧热，放板栗片、油
　菜段、香菇片、葱花、姜片、蒜片炒
　几下，加清水烧开，放盐、胡椒粉调
　味，用水淀粉勾薄芡，淋上香油即可。

功效　补中益气，健脾开胃。

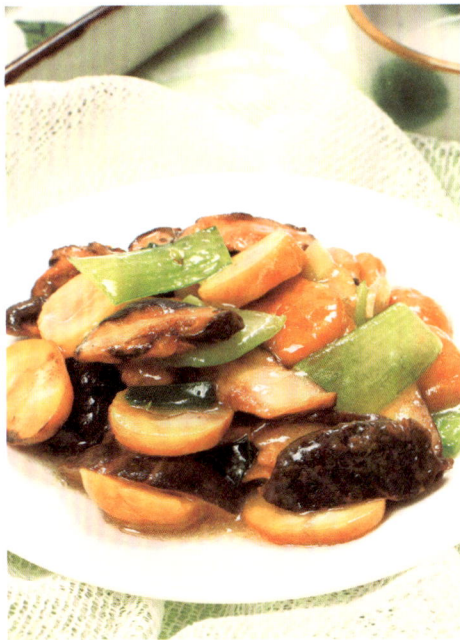

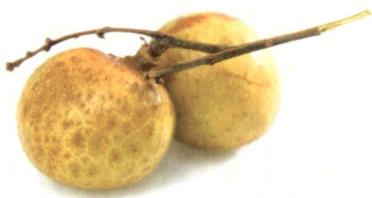

[性味归经]
味甘，性温，
归心、脾经

桂圆

温胃补脾
安心神

桂圆又名龙眼。李时珍曾说过："食品以荔枝为美，滋益则龙眼为良。"和荔枝不同，桂圆能入药，有温胃补脾、壮阳益气、补血安神、健脑益智等多种功效。桂圆一直是古方常用的滋补良药，常用于病后体虚、血虚萎黄、心血不足、心悸怔忡、脾虚泄泻、失眠健忘、自汗盗汗等病症的调养。《名医别录》上说，久服桂圆"强魂聪明，轻身不老，通神明"。

养胃吃法

● 胃最怕冷，寒邪犯胃可诱发老胃病的复发。胃病患者除了需避风寒、善加保暖之外，还可采用温胃食疗方加以调养。桂圆干果剥壳后，可与其他食物一起制成羹、汤、粥等饮服，也可将桂圆干果掺在鸡肉、排骨中炖食，都可以起到温补脾胃的作用。

● 桂圆煎汤养血安神，如桂圆莲子汤适合中老年人及长期失眠者服用。人的情志与胃病的关系密切，心神安定，情绪良好，胃才能安康。

食用须知

● 桂圆干果剥壳后，可与其他食物一起制成羹、汤、粥等饮服，也可将桂圆干果掺在鸡肉、鸭肉、排骨中炖食。

● 脾胃有痰火及湿滞停饮者应慎食桂圆，最好忌食。

黄金搭配

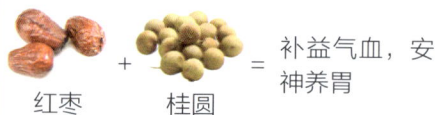

红枣 ＋ 桂圆 ＝ 补益气血，安神养胃

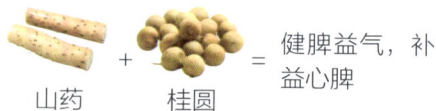

山药 ＋ 桂圆 ＝ 健脾益气，补益心脾

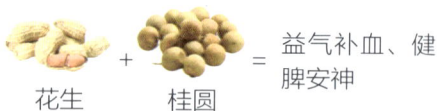

花生 ＋ 桂圆 ＝ 益气补血、健脾安神

养胃小偏方

取桂圆肉一个，花椒六七粒，艾绒适量，一起捣烂，每晚睡前取药团填放在肚脐里，用纱布覆盖，胶布固定即可。适用于一般的肠胃病，如胃脘不适、胃寒痛、腹泻、寒性便秘等。

花生桂圆红枣汤

材料 花生米 50 克，干桂圆 25 克，红枣适量。

调料 白糖适量。

做法

❶ 花生米洗净，用温水泡 2 小时；桂圆去壳洗净，去核；红枣洗净，去核，泡软。

❷ 锅中放适量清水，并加入泡好的花生米、红枣煮 25 分钟，再加桂圆煮 20 分钟，关火，加适量白糖调好口味即可。

功效 补养心脾，益智安神。

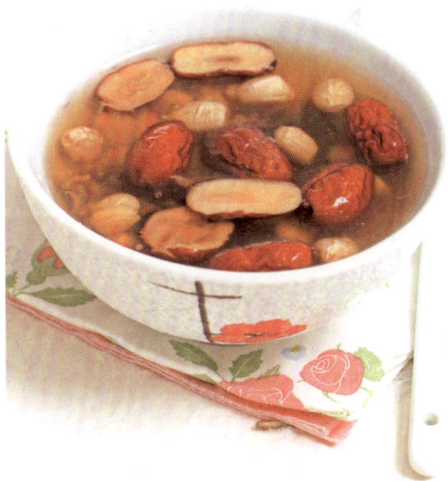

山药桂圆汤

材料 山药 150 克，桂圆肉 20 克，五味子 5 克。

调料 白糖适量。

做法

❶ 山药去皮，洗净，切片。

❷ 锅中倒入适量清水，加入五味子、桂圆肉和山药片煮熟，加入适量白糖调味即可。

功效 滋阴补肾，促进新陈代谢。

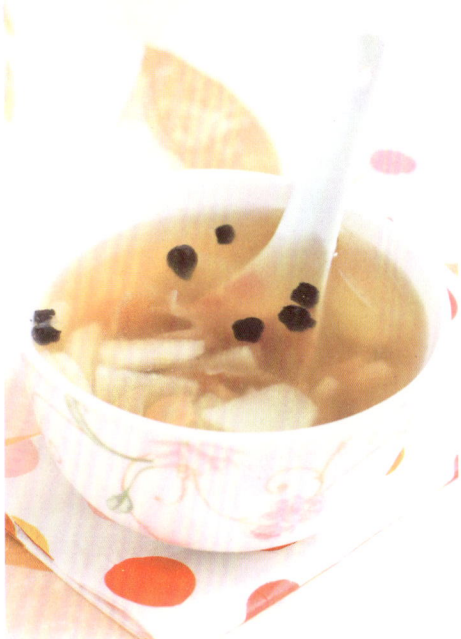

[性味归经]

味甘，性温，归脾、胃经

红枣

功能 强化胃肠

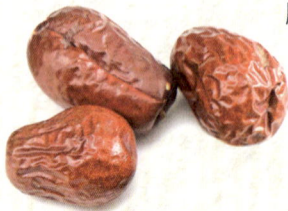

《本草纲目》上说："枣，主治心腹邪气，安中，善养脾气，平胃气。"中医认为，红枣具有补益脾胃、养血安神、缓和药性之功，是中医处方里最常见的一味药。现代医学认为，吃红枣能增加胃肠黏液，辅助调理胃肠疾病；在胃肠道功能不佳、蠕动力减弱及消化功能差时，就很适合常吃红枣。《群芳谱》中记载："十月取大枣，中破之，去皮核，小火反复炙香，煮汤饮，健脾开胃甚宜人。"

养胃吃法

● 民间有"若要皮肤好，粥里加大枣"的说法，粥里加枣更有养胃之功。将红枣与大米、小米或糯米同煮为粥，具有补益脾胃、补气益血、养心安神的作用，很适合脾胃虚弱的人。但最好将红枣剖成几块用来熬粥，这样有利于熬出枣中有效成分，增加食疗功效。

● 红枣最好是水煮吃，常用的方法是将红枣煎水服用，这样既不会改变进补的药效，也可避免生吃引起的腹泻。

食用须知

● 用红枣泡水喝宜先炒黑。因为经过炒制的红枣，经开水一泡，表皮就裂开了，里面的营养成分会渗出来。而没有在铁锅里炒硬、炒黑的红枣，因为外皮包裹住了枣子，营养成分出不来。

● 红枣富含糖类，糖尿病患者宜少吃。

黄金搭配

百合	+ 红枣	= 滋阴养血，安神
蜂蜜	+ 红枣	= 养颜护肤，暖胃
薏米	+ 红枣	= 健脾益胃，滋润皮肤

养胃小偏方

陈皮 15 克切丝，大枣 15 克炒焦，用沸水冲泡，代茶频饮。可以缓解消化不良、上腹隐痛、饭后饱胀等症状。

百合红枣牛肉汤

材料 牛肉 200 克，百合 30 克，白果 50 克，红枣 10 个。

调料 盐 4 克，姜片、香油各适量。

做法

❶ 牛肉洗净，焯烫，切薄片；白果去壳，用水浸泡后，撕去外层薄膜，洗净；百合、红枣分别用清水洗净，红枣去核。

❷ 砂锅内倒适量清水烧沸，放红枣、白果和姜片，用中火煲至白果将熟，加牛肉片、百合继续煲至牛肉熟软，加盐调味，淋入香油即可。

功效 增加血液含氧量。

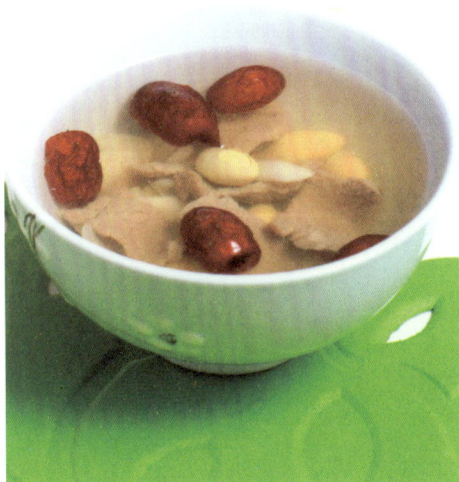

黑米红枣粥

材料 红枣 30 克，黑米 100 克，枸杞子适量。

调料 白糖 20 克。

做法

❶ 红枣和枸杞子洗净；黑米淘洗干净。

❷ 锅置火上，加适量清水烧开，放入黑米，大火煮沸，转小火煮 20 分钟。

❸ 加入红枣，转小火熬煮成粥，倒入枸杞子煮 5 分钟，加白糖调味即可。

功效 补血益气，抗衰老。黑米又叫药米、长寿米，有滋阴补肾、健身暖胃、明目活血等功效，对头昏目眩、贫血白发、腰膝酸软、夜盲耳鸣疗效尤佳。黑米和红枣共用，补益气血的功效更佳。

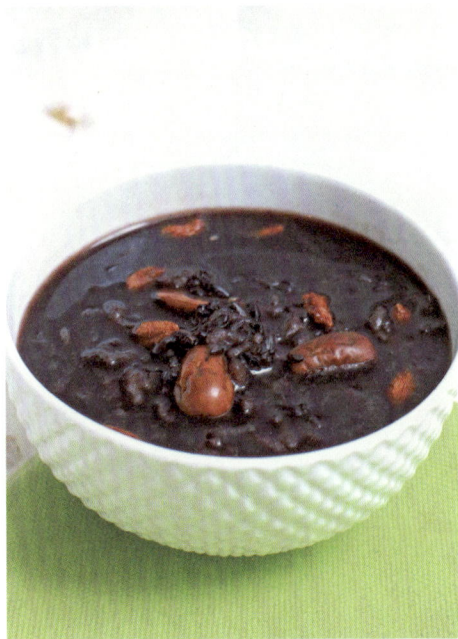

小米

扶正气 | 补胃气,

[性味归经]

味甘、咸,
性微寒,
归脾、胃、
肾经

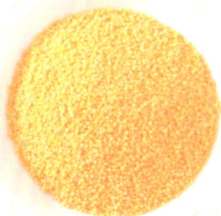

中医认为,小米有清热解渴、健胃除湿、和胃安眠等功效,很适合胃弱者食用。《本草纲目》上说,小米"治反胃热痢,煮粥食,益丹田,补虚损,开肠胃"。有的人胃口不好,喝了小米粥后胃口大开,具有健胃消食、防止反胃、呕吐的功效。胃癌术后的患者,多喝小米粥,可健运脾胃,扶助正气,增强免疫功能。患有慢性胃肠炎的人,经常会感到元气不足,喝小米粥油能补益元气,增长体力,促进身体早日康复。

养胃吃法

● 小米常用来熬粥,小米粥开胃又养胃,消化不良或呕吐时,很适合喝小米粥。尤其是上层的米油,这是小米粥的精华所在,对胃黏膜具有保护作用。孕妇晨起不适,或在产后调养,也可食用小米粥。

● 对于腹泻患者,可以把小米炒过再煮粥。

食用须知

● 小米中可添加大枣、红薯、莲子、百合、核桃、板栗、花生以及豆类,也可配肉类熬成风味各异的粥品,不仅营养更全面,还兼有补胃气等养生功效。

● 小米微寒,胃寒者不宜多食。

黄金搭配

红枣	+	小米	=	补脾养胃,适合脾胃虚弱者
红薯	+	小米	=	健脾养胃,助消化,防便秘

养胃小偏方

小米、水发香菇各50克,先煮小米粥,取其汤液,再与香菇同煮为粥。本方大益胃气,适用于气虚食少的患者,且有开胃助食之功。

鸡蛋红糖小米粥

材料　小米 100 克，鸡蛋 2 个。

调料　红糖 10 克。

做法

❶ 小米清洗干净；鸡蛋打散。

❷ 锅中加适量清水烧开，加小米大火煮沸，转小火熬煮，待粥烂，加鸡蛋液搅匀，稍煮，加红糖搅拌即可。

功效　补气养血，健脾养胃，滋养胃气。不论是产妇，还是脾胃虚弱的老年人，趁热喝了此粥后能开胃养胃气，而且有助于睡眠。

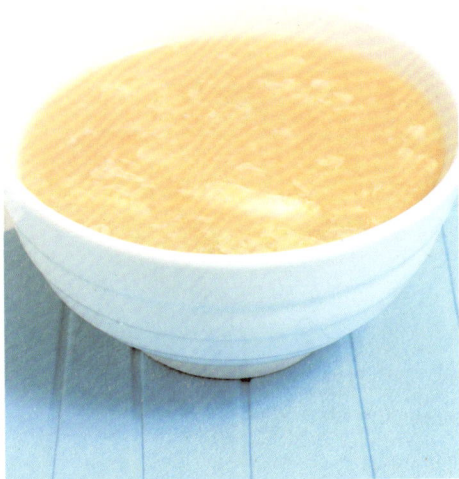

小米面发糕

材料　小米面 100 克，黄豆面 50 克，酵母适量。

做法

❶ 用 35℃ 左右的温水将酵母化开；小米面、黄豆面放盆内，加温水、酵母水和成较软的面团，饧发 20 分钟。

❷ 将屉布用水浸湿铺在蒸笼上，放入面团，用手抹平，大火沸水蒸半小时至熟，制成发糕。

❸ 蒸熟的发糕扣在案板上，晾凉，切成长方小块即可。

功效　健脾养胃。粗粮细做，小米面发糕不仅富含润肠通便、调节血糖的膳食纤维，而且有助于消化，适合消化功能不好的小孩或老人。

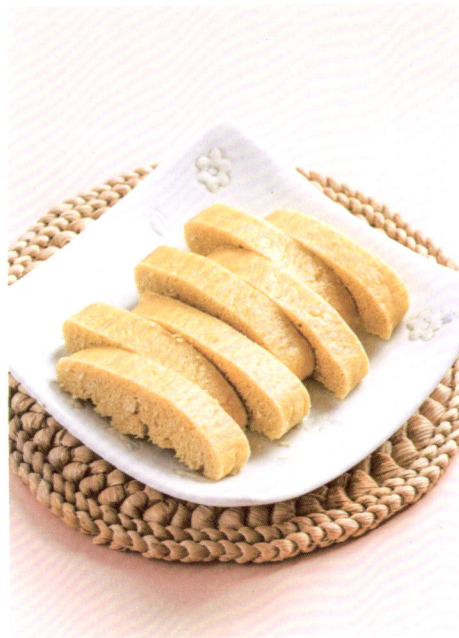

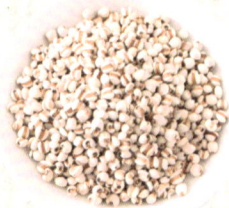

薏米

健脾益胃

[性味归经] 性微寒，味甘、淡，归脾、胃、肺经

《本草纲目》说薏米能"健脾益胃、补肺清热、祛风胜湿，养颜驻容、轻身延年"，可用于辅助调理脾胃虚弱、高血压病、尿路结石等，还有防癌抗癌、解热、强身健体等功效。现代营养学认为，薏米富含蛋白质、淀粉、维生素B_1及钙、磷、镁等，非常有助于脾胃的消化吸收。

养胃吃法

● 煮粥可以促进薏米中营养物质的释放，让其更好地发挥功效。做粥时，适当加点大补元气的龙眼、补脾养胃的莲子、健脾利水的红小豆，有消热祛湿、去水肿和健脾的功效。

● 薏米性偏寒，做饭时，可加点黑米、紫米、糙米等温性五谷，养胃效果好。

● 薏米每天的食用量应该控制在50～100克，且最好煮的时间长一些。

食用须知

● 薏米先用冷水轻轻淘洗，忌用力揉搓，然后用冷水浸泡一会儿。将泡米水与薏米同煮，有利于最大限度地吸收利用薏米中的营养成分。

● 大多数人都可以食用，尤其适合体弱多病的人。

● 孕妇、经期女性、便秘者应该避免食用。

黄金搭配

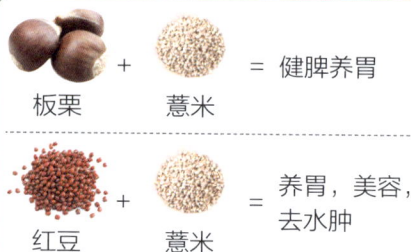

板栗 ＋ 薏米 ＝ 健脾养胃

红豆 ＋ 薏米 ＝ 养胃，美容，去水肿

养胃小偏方

将大约50克泡好的薏米与一小把百合洗净，放入锅中，加三倍的水，煮至薏米熟烂，放至温热时，加入两勺蜂蜜食用。此粥甜香，可以养脾润肺。

南瓜薏米饭

材料　薏米50克，南瓜200克，大米100克。

做法

❶ 南瓜洗净，去皮、去瓤，切成小粒。

❷ 薏米洗净，去掉杂质，浸泡4小时。

❸ 大米洗净，浸泡30分钟。

❹ 将大米、薏米、南瓜粒和适量清水放入电饭煲中。

❺ 摁下"煮饭"键，蒸至电饭煲提示米饭蒸好即可。

功效　健脾、养胃、祛湿。

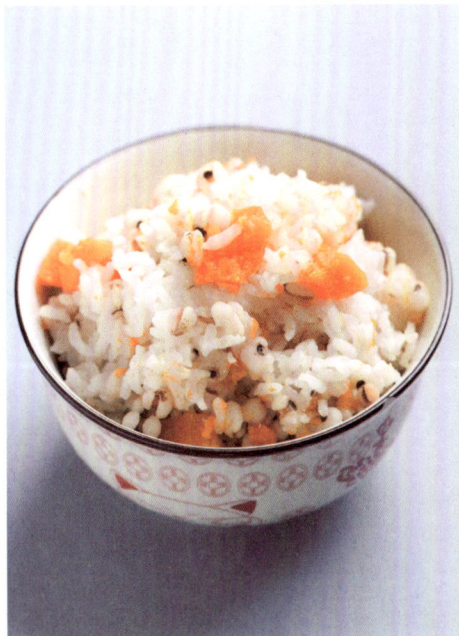

红豆薏米粥

材料　红豆、薏米、大米各50克。

调料　冰糖适量。

做法

❶ 将红豆、大米、薏米分别淘洗干净；薏米、红豆用水浸泡4小时。

❷ 锅置火上，放入红豆，加入适量清水，大火煮开后改小火。

❸ 煮至红豆裂开后，将薏米、大米放入锅中，大火煮开后，改小火煮1小时，加入冰糖调味即可。

功效　利水祛湿、健脾消肿。

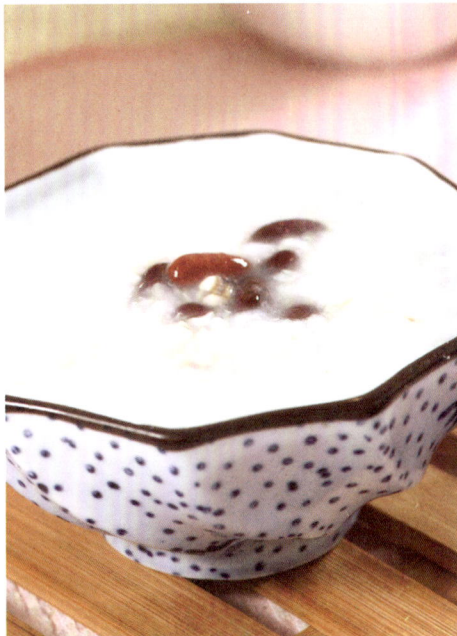

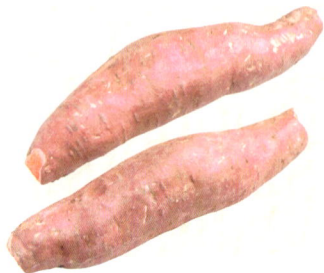

[性味归经]
味甘，性平，
归脾、肾经

红薯

补中，暖胃，
消食

《本草纲目拾遗》上记载红薯："补中，暖胃，肥五脏。"中医认为，红薯具有补脾益气、补中暖胃、消食化积之功。红薯具有暖胃之功，因此当冷空气来袭时，吃一块红薯，你会立刻感到温暖舒心。现代医学认为，红薯富含的膳食纤维能消食化积，增加食欲，兼可清肠减肥，故有利于排除宿便，起到减少人体内垃圾、毒素积存的作用。

养胃吃法

● 吃法上可以煮粥，也可以蒸、烤等。平时养胃吃点红薯粥、蒸红薯都是不错的选择。另外，红薯不宜空腹吃。空腹吃红薯，容易泛酸、胃灼热。红薯要趁热吃，肠胃才会舒服。

● 红薯含有一种氧化酶，这种酶容易在人的胃肠道里产生大量二氧化碳气体，如红薯吃得过多，会使人腹胀、呃逆、排气。红薯含糖量较高，吃多了会产生大量胃酸，会引起吐酸水或胃灼热。所以，吃红薯时可配点咸菜或鲜萝卜等一起吃，以减少胃酸。

食用须知

● 红薯一定要蒸熟煮透吃，使红薯中的氧化酶被高温破坏，减少食后出现腹胀、胃灼热、打嗝、反胃等不适感。

● 红薯能促进胃酸分泌，所以平时胃酸过多，常感觉泛酸、胃灼热的人不宜吃。

黄金搭配

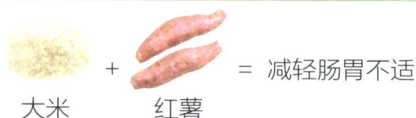

大米 + 红薯 = 减轻肠胃不适

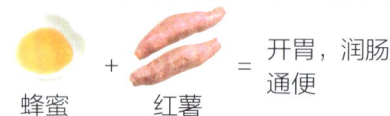

蜂蜜 + 红薯 = 开胃，润肠通便

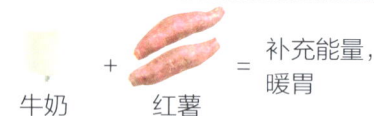

牛奶 + 红薯 = 补充能量，暖胃

养胃小偏方

红薯藤30克（鲜藤60~90克），辣蓼头30克（鲜品60克），共同洗净，加水煎服，每日1次。帮助改善急、慢性胃肠炎。

芋头红薯粥

材料 红薯 50 克，芋头 30 克，大米 80 克。

做法

❶ 芋头、红薯去皮，洗净，切丁；大米淘洗干净。

❷ 锅内加适量清水置火上，放入芋头丁、红薯丁和大米，中火煮沸，转小火熬煮至粥稠即可。

功效 补中益气，滋养肠胃，促进消化，增强免疫功能。

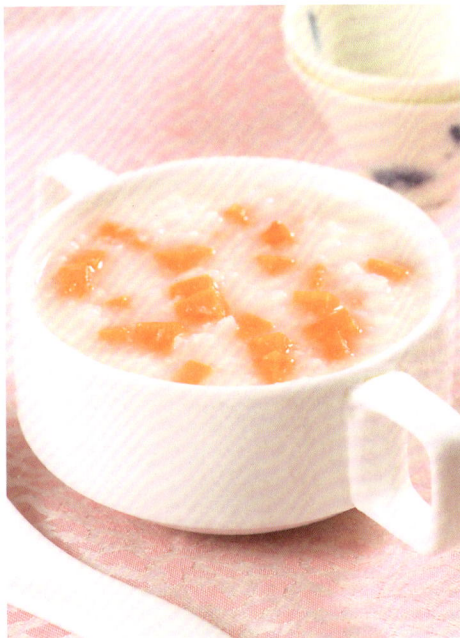

姜汁红薯条

材料 红薯 300 克，胡萝卜 50 克，生姜 15 克。

调料 香油、盐、鸡精、白糖、葱花各适量。

做法

❶ 红薯去皮，洗净，切成粗条；胡萝卜去皮洗净，切条；生姜去皮，切末，捣出姜汁，加盐、鸡精、白糖、香油调成调味汁备用。

❷ 锅内放入适量水煮沸，放入红薯条、胡萝卜条煮熟，捞出沥水，码入盘中，浇上味汁，再撒上葱花即可。

功效 开胃，助消化，和胃暖胃，促进排便。

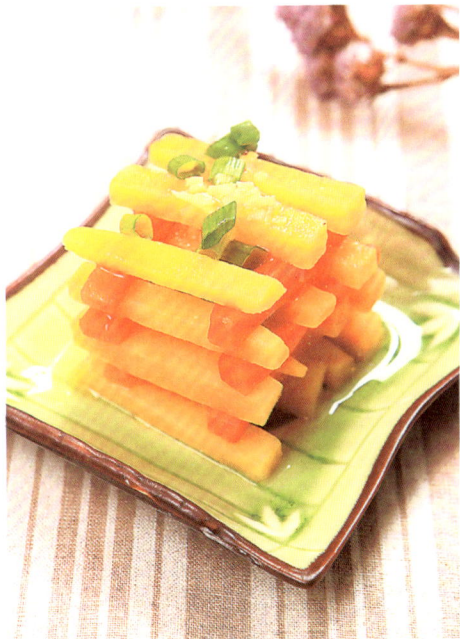

猴头菇

胃肠保护伞

[性味归经]
味甘，性平，
归脾、肾经

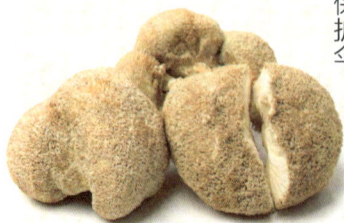

中医认为，猴头菇有助消化、利五脏之功，可以健脾和胃，理气和血，对消化不良、胃溃疡、十二指肠溃疡、胃癌、食管癌、贲门癌等疾病均有疗效。现代医学认为，猴头菇内含有多肽、多糖和脂酰胺物，具有增强细胞活力、抗癌健体、延年益寿的作用。猴头菇还是一种高蛋白、低脂肪的优良食品，其所含的不饱和脂肪酸能降低血液中胆固醇的含量。

养胃吃法

● 食用猴头菇时最好先将其放在容器内，加入姜、葱、料酒、高汤等上笼蒸后，再进行烹制。只有当煮得烂如豆腐时，其中的营养成分才能够完全析出，也有助于消化与吸收。

● 猴菇汤有健胃补虚作用，可用于慢性胃炎、胃癌术后（猴头菇含有多糖体、多肽类及脂肪物质，可以帮助胃癌、食管癌患者应对病魔）。用新鲜猴头菇 50 克，加水煮汤代茶饮，每日 1 剂，连用一段时间。

黄金搭配

鹌鹑	+ 猴头菇	= 抗癌，适用于胃癌者
豆腐	+ 猴头菇	= 补中益气，健脾养胃
鸡肉	+ 猴头菇	= 补气血，安神

食用须知

● 干猴头菇适宜于用水泡发而不宜用醋泡发，而且泡发时在将猴头菇洗净后，最好先放在冷水中浸泡一会儿，再加沸水入笼蒸制或入锅焖煮，这样效果更好。

● 猴头菇略带苦味，胃肠不好的人不宜多吃。

养胃小偏方

取一勺泡发好的猴头菇丁，放入小碗中，再打入一个鸡蛋，一同搅拌均匀，放入微波炉中高火转 3 分钟。每日 1 次，坚持服用，适用于老胃病患者。

鲍汁猴头菇

材料 发好的猴头菇 300 克，鲍汁 30 克。

调料 生抽、蚝油、白糖各 5 克，盐 1 克。

做法

❶ 将发好的猴头菇洗净切片；将蚝油、白糖、生抽、盐加少许水调成味汁。

❷ 锅内倒油烧热，将菇片煎黄，烹味汁烧入味，待菇片变软时，放鲍汁炒匀即可。

功效 增强免疫功能，预防消化道疾病。

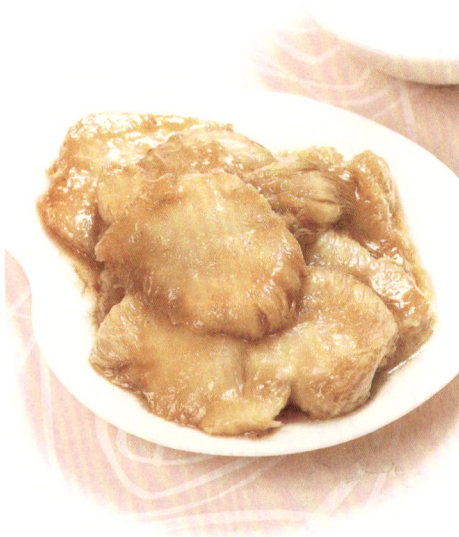

黄豆猴头菇鸡汤

材料 鸡肉 250 克，黄豆 40 克，猴头菇 30 克，茯苓 15 克，去核红枣适量。

调料 盐 4 克。

做法

❶ 鸡肉洗净后切块；黄豆清水浸泡，洗净；猴头菇用温水泡软之后切成薄片；茯苓、去核红枣分别洗净。

❷ 将上述材料放进砂锅内，加清水，大火煮沸后改用小火煮 1 小时，以黄豆软烂为度，加盐调味即可。

功效 健脾气，补胃气，提高人体免疫功能，延缓衰老。

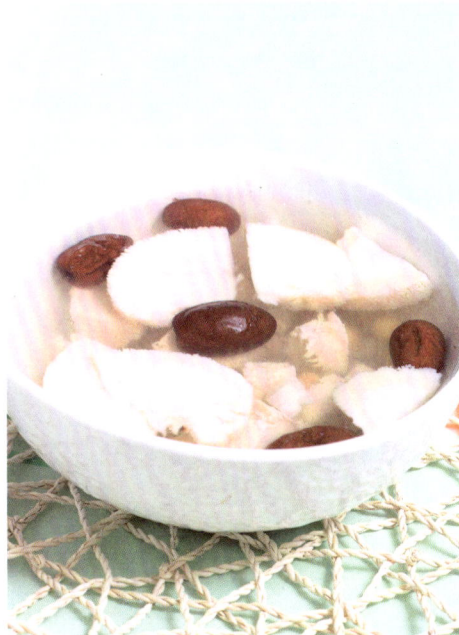

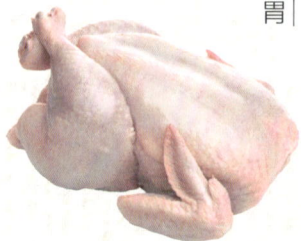

[性味归经]
性平，味甘，
归脾、胃经

鸡肉

健脾胃

中医认为，鸡肉有温中补气、补虚填精、益五脏、健脾胃、活血脉，以及强筋骨的功效。鸡肉营养价值高，内含蛋白质、钙、磷、铁等元素，容易被人体吸收和利用，是增强体力、强壮身体的佳品。其所含的维生素 A 和维生素 C，能保护胃肠黏膜，防止胃肠疾病的发生。

养胃吃法

● 鸡皮中脂肪和胆固醇含量较高，污染物含量也较高，不宜食用，烹饪前或食用时最好去掉鸡皮。

● 鸡肉虽好，但不宜用烤、炸等方式烹调，因为鸡肉经过高温油炸、明火烘烤，不仅营养素被破坏、脂肪含量高，还易生致癌物质，对肠胃不利。

● 鸡屁股是淋巴结最为集中的地方，也是储存病菌、病毒和致癌物的仓库，应该扔掉不吃。

食用须知

● 一般人群均可食用，老人、体弱者更宜食用。

● 感冒发热、内火偏旺、痰湿偏重之人，患有肥胖症、热毒疖肿之人，高血压病、血脂偏高、胆囊炎、胆石症、动脉硬化、冠心病患者应谨慎食用。

黄金搭配

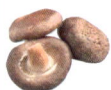 + 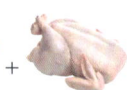 = 能促进排泄，改善便秘，预防脑卒中和大肠癌

香菇　　鸡肉

> **养胃小偏方**
>
> 将一只三黄鸡去皮、油，洗净，出水，备用。锅中放适量的水，水沸后放入鸡及适量的葱、姜、盐、料酒，煲 1 小时，放入枸杞子再煲 10 分钟，放入胡椒粉调味即可饮用。对调理脾胃有帮助。

竹排糯香鸡翅

材料 鸡翅中 400 克，糯米粉 50 克。

调料 香辣酱、料酒、盐、植物油、鸡粉、鲜红椒、姜末、葱末各适量。

做法

❶ 鸡翅中洗净，加葱末、姜末、盐、料酒腌渍；鲜红椒洗净，切粒。

❷ 将鸡翅中沥干水，加香辣酱、鸡粉拌匀，腌渍 15 分钟。

❸ 将鸡翅中放入适量植物油，再均匀地粘上糯米粉，上火蒸 8 分钟，取出，放在竹排上，撒上红椒粒即可。

功效 温中补脾、益气养血。

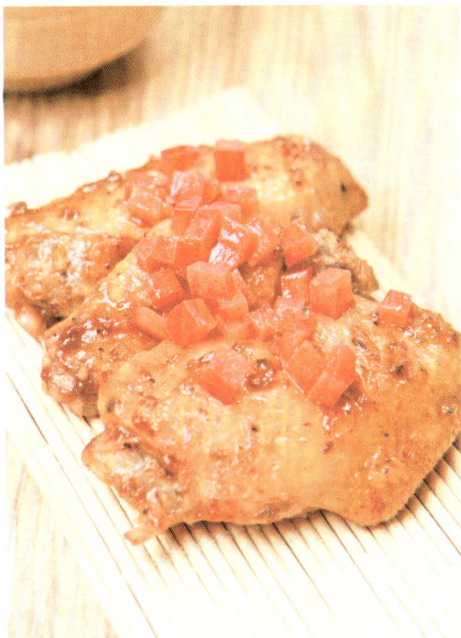

四川棒棒鸡

材料 鸡腿 300 克，熟花生米碎 30 克，熟白芝麻 10 克，黄瓜丝 50 克。

调料 葱段、姜片、料酒、芝麻酱、辣椒油、香菜末各 10 克，酱油、花椒油、香油、盐、白糖各 5 克，花椒、花椒粉各 2 克。

做法

❶ 鸡腿洗净，加葱段、姜片、料酒、花椒、盐和清水煮熟捞出，冲洗干净。

❷ 用木槌将鸡肉组织打散，然后撕成条；碗内放入酱油、芝麻酱、辣椒油、白糖、花椒油、香油、花椒粉调成味汁。

❸ 将鸡肉丝装盘，加黄瓜丝、调味汁，撒熟花生米碎、熟芝麻和香菜末即可。

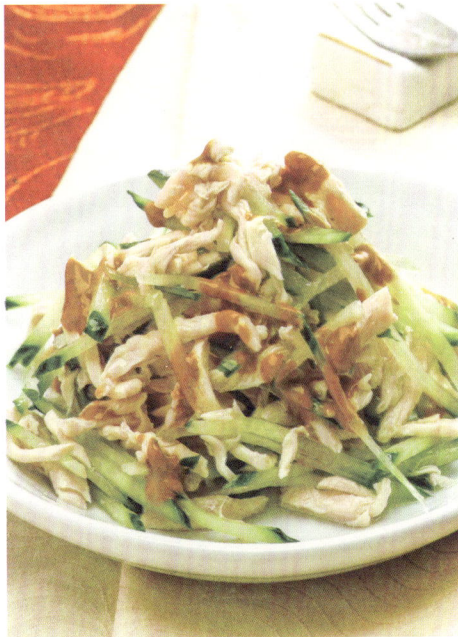

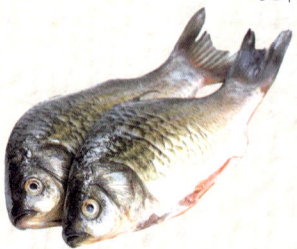

鲫鱼

温胃促食，通乳

[性味归经]
味甘，性温。
归脾、胃、大肠经

民间有"鱼生火"的说法，但鲫鱼是个例外，《本草纲目》上记载："诸鱼属火，唯鲫鱼属土，故能养胃。"中医认为，鲫鱼具有健脾和胃、温胃进食、温中下气、滋养通乳、活血通络之功，是脾胃虚弱、食欲缺乏、纳少无力、胃痛、胃炎溃疡等患者的食疗佳品。民间还常给产妇炖食鲫鱼汤，既可以补虚，又有通乳催奶的作用，非常值得推广。因为乳汁为气血所生化，而脾胃为气血生化之源，只有把脾胃养好了，乳汁才能充足。

养胃吃法

● 鲫鱼肉嫩味鲜，最好是清蒸吃或煮汤吃，若经煎炸，养胃功效就会打些折扣。用鲫鱼煮汤食用能很好地预防和调理浅表性胃炎。不过，鲫鱼下锅煮汤前最好是去掉其咽喉齿（位于鳃后咽喉部的牙齿），这样做出来的鲫鱼汤味道鲜美，没有泥腥味。

● 鲫鱼豆腐汤既可以温暖脾胃，又可以通乳，很适合脾胃虚寒者冬季温补、产妇催奶食用。

食用须知

● 杀好的鱼宜冷藏 4～5 小时，不仅能使味道更鲜美，而且能杀死部分寄生虫。

● 鲫鱼子中胆固醇含量较高，故中老年人和血脂异常、高胆固醇者应尽量少食。

黄金搭配

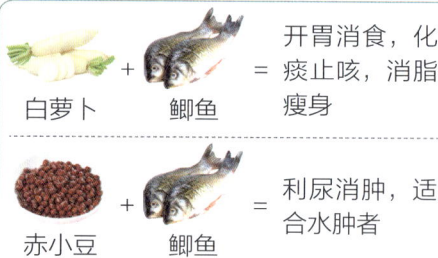

白萝卜 ＋ 鲫鱼 ＝ 开胃消食，化痰止咳，消脂瘦身

赤小豆 ＋ 鲫鱼 ＝ 利尿消肿，适合水肿者

养胃小偏方

糯米 40 克，鲫鱼 2 条（用纱布袋装好），煲粥服用，每日 1 次。健脾益胃，可改善脾虚食欲缺乏、日渐消瘦等症。

萝卜丝鲫鱼汤

材料 萝卜200克，鲫鱼1条，火腿丝10克。

调料 鱼高汤、盐、料酒、胡椒粉、葱段、姜片各适量。

做法

❶ 鲫鱼去鳞、鳃及内脏后洗净备用。

❷ 萝卜去皮洗净，切丝，放入滚水中焯一下，捞出用凉水冲凉备用。

❸ 锅内放油烧热，放入葱段、姜片爆香，再放入鲫鱼略煎，添高汤，加萝卜丝、火腿丝，先用大火烧开，再用中小火煮，至鱼汤呈乳白色时，加入盐、料酒、胡椒粉，稍煮即可。

功效 化痰止咳，预防感冒。

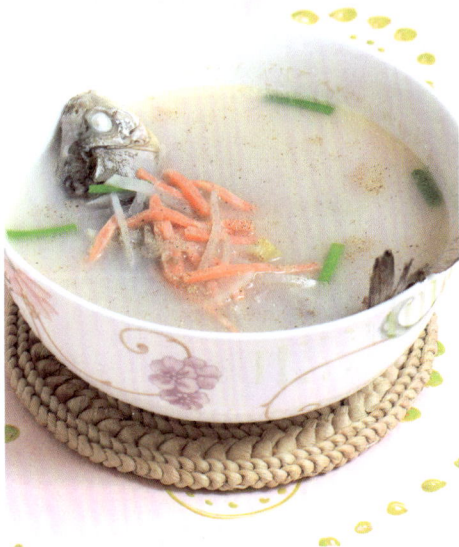

鲫鱼冬瓜汤

材料 鲫鱼1条，冬瓜300克。

调料 盐、胡椒粉各3克，葱段、姜片、清汤、料酒各适量，香菜末少许。

做法

❶ 将鲫鱼处理干净，煎至两面金黄出锅；冬瓜去皮、瓤，切成大片。

❷ 锅置火上，放油烧至六成热，放姜片、葱段煸香，放入鲫鱼、料酒，倒入适量清汤大火烧开，开锅后改小火焖煮3分钟，加冬瓜煮熟后，加盐、胡椒粉，撒上香菜末即可。

功效 清热解毒，利尿消肿。

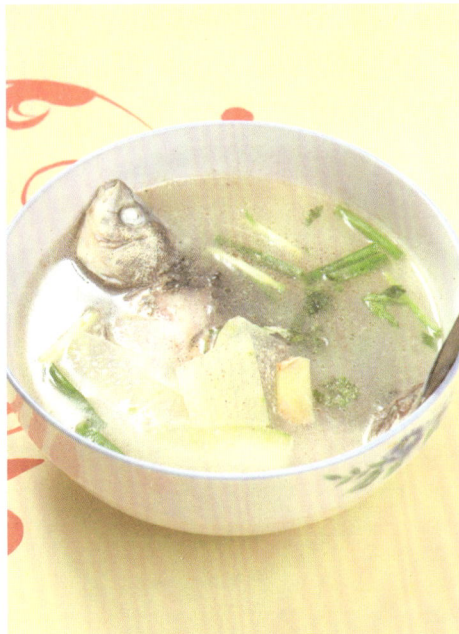

猪肚

煲汤很养胃

[性味归经]
味甘，性微温，
归脾、胃经

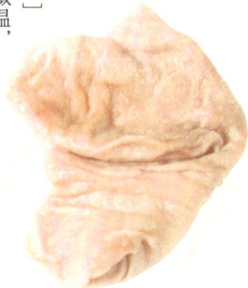

猪肚实为猪的胃部，中医认为，猪肚有健脾胃、消食积、补虚损、通血脉、除疳之功。《别录》说猪肚"补中益气，止渴"，《本草经疏》言"猪肚，为补脾胃要品，脾胃得补，则中气益"。中医脏器食疗学认为，应用动物脏器可"以脏补脏，以形治形"。广东人常用猪肚煲汤，用于开胃、暖胃、益气等。

养胃吃法

● 猪肚煲汤很养胃，如白胡椒煲猪肚，具有祛寒暖胃的功效，同时能辅助调理胃寒，心腹冷痛，吐清口水，或虚寒性的胃、十二指肠溃疡等疾患。百合炖猪肚，可缓解化疗胃不适，缓解癌症患者在放化疗期间发生的恶心、呕吐、食欲缺乏等消化不良症状。

● 猪肚同大米煮粥服食，可增强猪肚补益之力，对脾胃亏虚、中气下陷所致的胃下垂等疗效甚佳。

食用须知

● 把烧熟后的猪肚切成长条或长块，装在碗里，加点清汤或清水，然后放锅里蒸。这样，猪肚就会胀厚一倍，而且又脆又香。但要注意，千万不能先放盐，否则，猪肚就会紧缩变硬，像牛筋一样咬不动。

● 猪肚含胆固醇较高，故高脂血症、动脉硬化患者慎食。

黄金搭配

黄豆 + 猪肚	=	健脾胃，补养身体
人参 + 猪肚	=	补脾益气，健胃消食
桃仁 + 猪肚	=	益气活血，化瘀止痛

养胃小偏方

取猪肚一个，仙人掌一片，先将仙人掌外表面的毛刺和表皮除掉，然后切片装入事先洗净的猪肚内，两端用线扎紧，一并煮熟后即可食用。日食1~2次，适用于慢性胃炎。

莲子猪肚汤

材料 猪肚 150 克，去芯莲子 50 克。

调料 植物油、葱段、姜片、盐、料酒、
味精、白糖各适量。

做法

❶ 猪肚洗净，切片；去芯莲子洗净，放
入水中泡软。

❷ 锅内倒植物油烧热，下葱段、姜片
炒香，加入适量热水，下莲子煮 30
分钟。

❸ 下猪肚，用盐、味精、白糖、料酒调
好口味，煮至再次开锅即可。

功效 补虚损，健脾胃，消食积，补中
益气，健脾涩肠，对脾虚、泄泻
等均有辅助疗效。

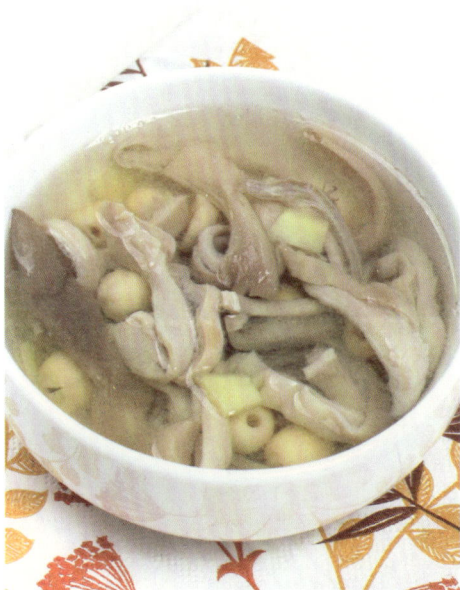

猪肚大米粥

材料 大米、猪瘦肉各 100 克，猪肚
150 克。

调料 盐 3 克，料酒 5 克，胡椒粉、水
淀粉各少许。

做法

❶ 猪肚洗净，用部分盐、水淀粉反复抓
揉，洗净，入沸水烫熟，捞出切片；猪
瘦肉洗净切片，放碗内，加入料酒、
盐、水淀粉抓匀，入沸水烫后捞出。

❷ 大米淘洗干净，浸泡 30 分钟，与适量
清水一同放入锅中，以大火煮沸，转
小火煮 15 分钟，放入猪肚片、猪瘦肉
片，熬煮至米粒开花、材料成熟，加
入胡椒粉、盐调味即可。

功效 健脾益胃。

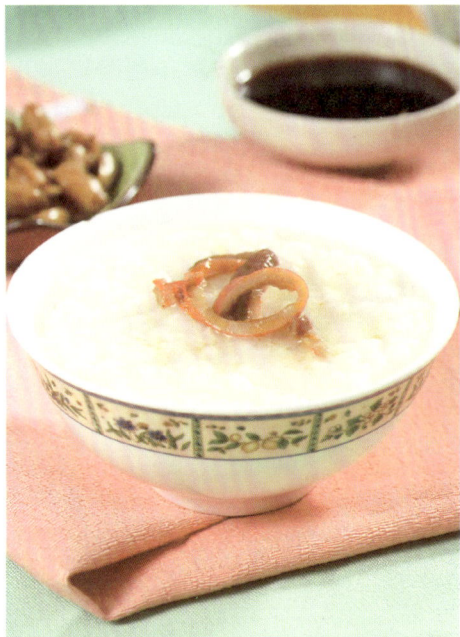

山楂
消食健脾胃

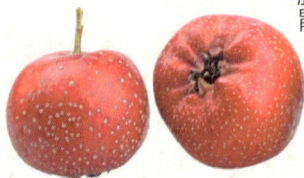

[性味归经]

味酸、甘，性微温，归脾、胃、肝经

中医认为，山楂有消食健脾、行气散瘀、收敛止痢之功，历代本草都认为它能消食导滞，尤其是消肉食的佳品。《本草纲目》上说："凡脾弱食物不克化，胸腹酸刺胀闷者，于每食后嚼二三枚，绝佳。"所以，山楂入药主要作为消食药，常与麦芽、六神曲同用，合称"三仙"，再加槟榔就是"四仙"，也是处方中常见的消食药组合。现代药理学研究证实，山楂含山楂酸、解脂酶，入胃后，能增强酶的作用，促进肉食消化。

养胃吃法

● 干山楂泡水或煮成汤喝。对于食肉不消化、腹胀者，可用山楂100～150克，水煎代茶饮。生山楂中所含的鞣酸与胃酸结合很易形成胃石，人体难以消化掉。如果胃石长时间消化不掉就会引起胃溃疡、胃出血甚至胃穿孔。因此，应尽量少吃生山楂。如果想吃，可以将山楂煮熟后再吃，熟山楂中的鞣酸已经转化了。

● 山楂可促进胃酸的分泌，不宜空腹吃，胃病患者尤其要注意，胃动力差者也不宜多吃。

食用须知

● 山楂中的酸性物质对牙齿具有一定的腐蚀性，食用后应及时漱口、刷牙。

● 山楂虽然药性平和，但服用过多对脾胃会有一定的刺激，所以胃溃疡、十二指肠溃疡患者要忌吃。

黄金搭配

兔肉	+	山楂	=	开胃消食，化痰止咳，消脂瘦身
核桃仁	+	山楂	=	利尿消肿，适合水肿者

养胃小偏方

山楂250克，红糖、蜂蜜、米汤各适量，将山楂洗净，去果核，沥干水分，炒锅上火，放山楂，用小火炒成干品，研成细粉。每日早、晚分食。每次取山楂粉15克，加入蜂蜜，或加入红糖，用米汤调成羹食用。健脾开胃，消食止痢。适用于腹泻、腹胀、腹痛、痢疾等病症。

橘皮山楂粥

材料 山楂、大米各 50 克，鲜橘皮 15
　　　 克，桂花 2 克。

调料 红糖、白糖各 3 克。

做法

❶ 将新鲜橘皮用清水反复清洗，切成豌
　 豆大小的丁儿。

❷ 山楂洗净后去核、切成薄片，与桂
　 花、橘皮、大米一起放入锅内，加适
　 量水，大火煮沸后改用小火熬煮 20
　 分钟，加入白糖、红糖继续煮至大米
　 熟烂即可。

功效 增食欲，助消化，健脾暖胃。

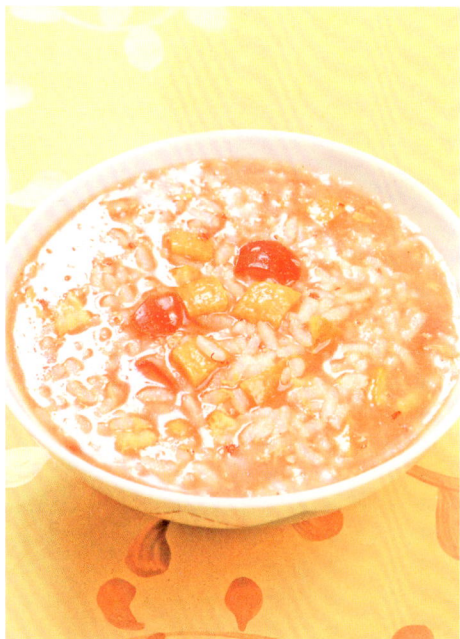

核桃山楂饮

材料 核桃仁 150 克，山楂 50 克。

调料 白糖适量。

做法

❶ 核桃仁加水少许，打成浆，装入容器
　 中，再加适量凉开水调成稀浆汁。

❷ 山楂去核，切片，加水 500 毫升煎
　 煮半小时，滤出汁备用，再加水煮
　 沸，取汁。两次的汁合并，重置火
　 上，加入白糖搅拌，待白糖化开后，
　 再缓缓倒入核桃仁浆汁，边倒边搅
　 匀，烧至微沸即可。

功效 开胃，促进胃消化酶分泌。

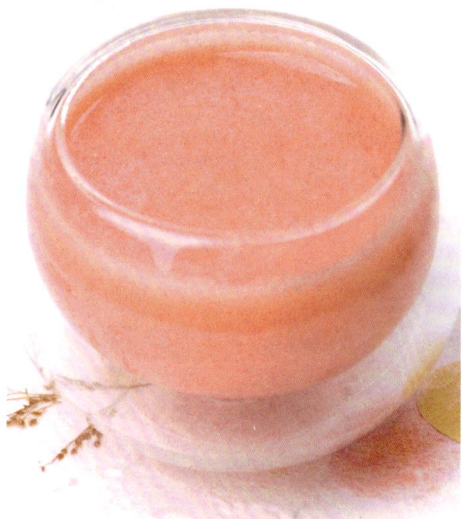

[性味归经] 味酸，性温，归肝、脾经

木瓜

肉类 | 帮助消化

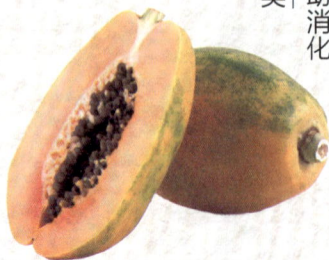

《本草纲目》上记载："木瓜性温味酸，平肝和胃，舒筋活络。"中医认为，木瓜具有舒筋活血、平肝和胃、化湿止痛、健脾消食之功。现代医学认为，木瓜的乳状汁液中含有一种蛋白酶，它可以将脂肪分解为脂肪酸，还能杀灭人体内的某些细菌和蛔虫。木瓜中含有一种酵素，能消化蛋白质，有利于人体对食物进行消化和吸收。如果吃了太多的肉食，木瓜里的蛋白酶和酵素就能帮助分解肉食，减低胃肠的工作量。

养胃吃法

● 番木瓜与宣木瓜不同，番木瓜为消食健胃化积之食物，而宣木瓜为舒筋活络、和胃化湿之药物，二者效用不同，使用时应予注意。治病多采用宣木瓜，且其不宜鲜食，而番木瓜可以生吃，也可作为蔬菜和肉类一起炖煮。

● 冰糖银耳炖木瓜、木瓜炖牛奶、木瓜炖雪蛤等是人们很喜欢的甜品。然而，做熟的番木瓜中，木瓜蛋白酶在高温下变性了。木瓜蛋白酶可以帮助人体分解肉类蛋白质，所以，番木瓜最好还是生着吃。饭后吃少量的番木瓜，可以帮助肠道消化难以吸收的肉类。

食用须知

● 营养缺乏、消化不良和产后缺乳的人宜常食木瓜。每次 1/4 个左右。注意不应空腹食用。

● 木瓜有兴奋子宫平滑肌的作用，孕妇不宜多吃。

黄金搭配

银耳 + 木瓜	=	养阴润肺，润肤养颜
大米 + 木瓜	=	利湿消肿，适用于风湿痹痛、筋脉拘挛等
莲子 + 木瓜	=	清心润肺，健胃益脾

养胃小偏方

用生木瓜榨汁（将木瓜连皮带子一起切成小块，用榨汁机榨成汁，然后加适量的温开水稀释后服用）或晒干研粉，可驱虫（如绦虫、蛔虫等）。

冰糖炖木瓜

材料 木瓜 200 克，银耳 20 克，南杏仁、北杏仁各少许。

调料 冰糖适量。

做法

❶ 木瓜去皮、子，切成小块；银耳浸软去蒂，洗净；南杏仁、北杏仁均洗净。

❷ 将木瓜块、银耳、南杏仁、北杏仁、冰糖及清水放进炖盅内，加盖，原盅隔沸水炖 1 小时即可。

功效 健脾消食。

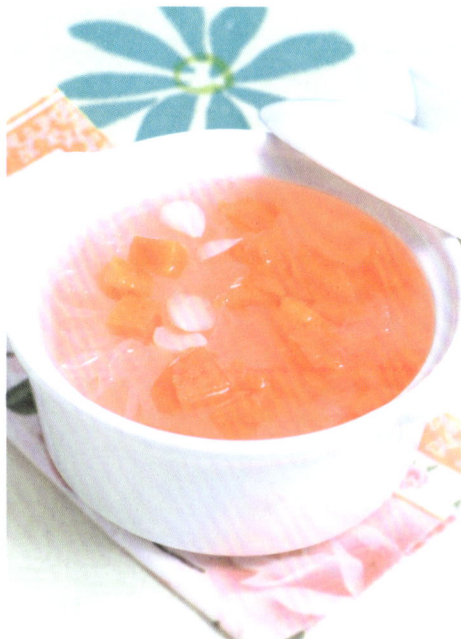

木瓜香橙奶

材料 木瓜 150 克，橙子 100 克，牛奶 200 毫升。

做法

❶ 木瓜、橙子分别清洗干净，去皮、子，切小块。

❷ 将木瓜块、橙子块倒入榨汁机中，加入牛奶，搅打成汁即可。

功效 温补脾胃，助消化。

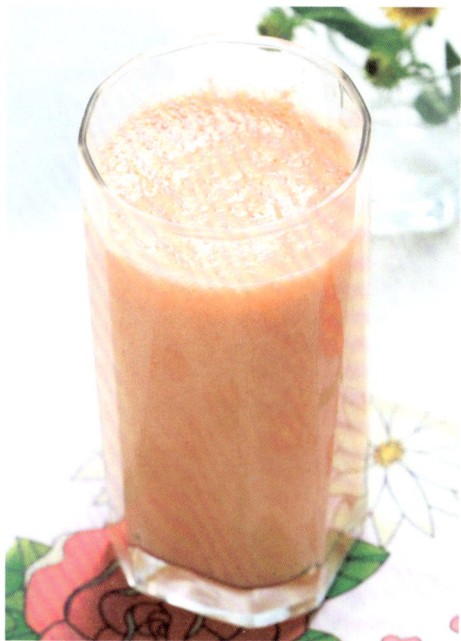

苹果

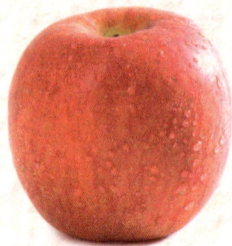

既通便又止腹泻

[性味归经]

味酸、甘，
性平、微温，
归脾、胃经

中医认为，苹果有健脾益胃、生津润燥之功。现代医学认为，苹果中所含的膳食纤维能使大肠内的粪便变软；有机酸能刺激胃肠蠕动，促使大便通畅。苹果中含有鞣酸和果胶，鞣酸是肠道收敛剂，它能减少肠道分泌而使大便内水分减少，从而抑制轻度腹泻。而果胶则是个"两面派"，未经加热的生果胶有软化大便缓解便秘的作用，煮过的果胶却摇身一变，具有收敛、止泻的功效。因此，苹果具有通便和止泻的双重作用。

养胃吃法

● 要通便，应吃新鲜苹果；要止泻，应吃煮熟的苹果。发挥止泻功效的是鞣酸和煮过的果胶，而鞣酸在果肉及果皮内均含有，果皮中含量更丰富；果胶含在果肉内，近皮处丰富。因此，在吃煮熟的苹果时，最好连皮一起吃，这样止泻的效果会好些。

● 吃苹果宜细嚼慢咽，这样不仅利于消化，更重要的是苹果中的有机酸和果酸可把口腔中的细菌杀死。有研究表明，吃一个苹果后，口腔内的细菌将减少 90%。

食用须知

● 饭后半小时内尽量不要吃苹果，以免食用后会使肠胃发胀，建议饭后 2 小时后再吃苹果。

● 溃疡性结肠炎患者，肠壁因溃疡变薄，而苹果质地较硬，吃下去不利于肠壁溃疡面的愈合。

黄金搭配

牛奶 + 苹果	=	清凉解渴，滋阴益胃
山药 + 苹果	=	益脾胃，助消化，止腹泻
魔芋 + 苹果	=	促进肠道蠕动，减肥

养胃小偏方

取苹果 1 个，连皮带核切成小块，放在水中煮 3~5 分钟，待温后食用，每日 2~3 次，每次 30 克左右，可止腹泻。

羊肉苹果汤

材料 羊肉 120 克，苹果 150 克，豌豆 80 克。

调料 姜片、香菜、盐各适量。

做法

❶ 羊肉洗净，切块；苹果洗净，切块。

❷ 将羊肉、豌豆、姜片放入锅内，加适量水大火煮沸，再放入苹果块，小火炖煮至熟，放盐、香菜调味即可。

功效 温补暖胃，开胃健力。

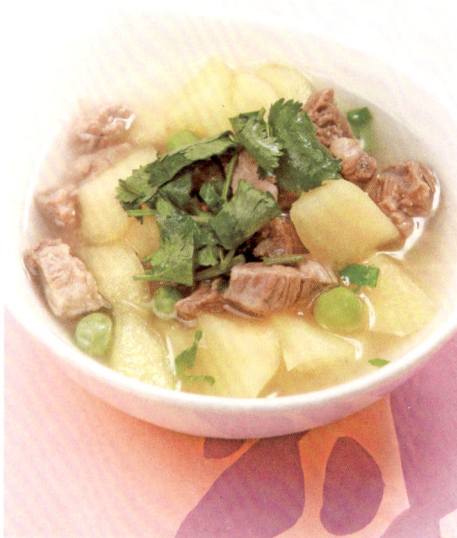

苹果麦片粥

材料 燕麦片 50 克，苹果 1 个。

调料 蜂蜜适量。

做法

❶ 苹果洗净，去皮、蒂，除核，切丁。

❷ 锅置火上，加水适量，加入燕麦片用大火煮沸，放入苹果丁用小火熬煮至黏稠，加蜂蜜调味即可。

功效 健脾益胃，生津润燥，通便减肥，还具有降血脂之功效，可辅助调理心脑血管疾病。

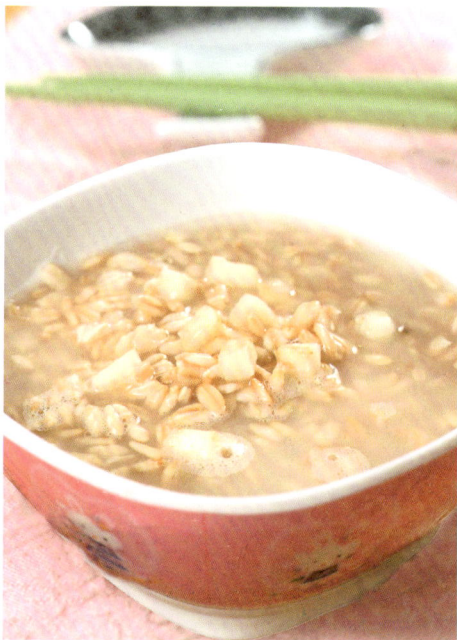

香蕉

[性味归经]
味甘，性寒，
归肺、大肠经

功能
恢复肠道

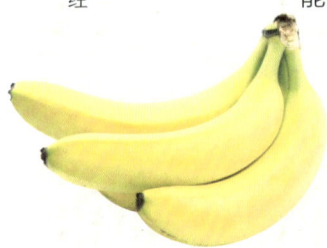

《本草求原》上记载香蕉"止咳润肺解酒，清脾滑肠，脾火盛者食之，反能止泻止痢"。现代医学认为，香蕉中有多量的水溶性纤维（尤其是果胶），可以增加粪便的体积与刺激便意，帮助排出体内宿便。这种纤维也被认为可以调节胃肠道的菌丛生态，帮助益菌生长与抑制害菌生长，且有清洁、整肠的效果。因此，香蕉有助于恢复肠道功能，特别是腹泻或醉酒之后。

养胃吃法

● 空腹大量吃香蕉，会使血液中的镁量骤然升高，造成血液内镁、钙比例失调，对心血管产生抑制作用。因此，香蕉宜餐后吃，一次吃半根或一根。

● 未熟的香蕉中含有大量的鞣酸，所以有涩味。鞣酸具有很强的收敛作用，可以将粪便结成干硬的粪便，从而造成便秘。有些老人、孩子吃过这种香蕉之后，非但不能帮助通便，反而可发生明显的便秘。所以，应选择自然熟透的香蕉（香蕉越是成熟，它表皮上的黑斑就越多）食用，熟透了的香蕉，不仅软糯香甜，利于通便，而且可抗癌。

食用须知

● 香蕉老少皆宜，是减肥者的首选食物。

● 心脏病伴有糖尿病的患者最好不要食用香蕉。

黄金搭配

牛奶	+ 香蕉	= 润肠通便，缓解便秘
燕麦片	+ 香蕉	= 通便排毒，润肤去皱
大米	+ 香蕉	= 同煮粥吃，清热润肠

养胃小偏方

香蕉皮、白糖各适量，将香蕉皮切成条状，用水煎，加白糖适量饮服。可以缓解酒后胃热心烦。

香蕉粥

材料　香蕉 1 根，糯米 100 克。

调料　冰糖适量。

做法

❶ 糯米淘洗干净，浸泡 3~4 小时。

❷ 锅中放清水煮沸，加入去皮切成小丁的香蕉、冰糖熬成粥即可。

功效　润肺滑肠，调理便秘。

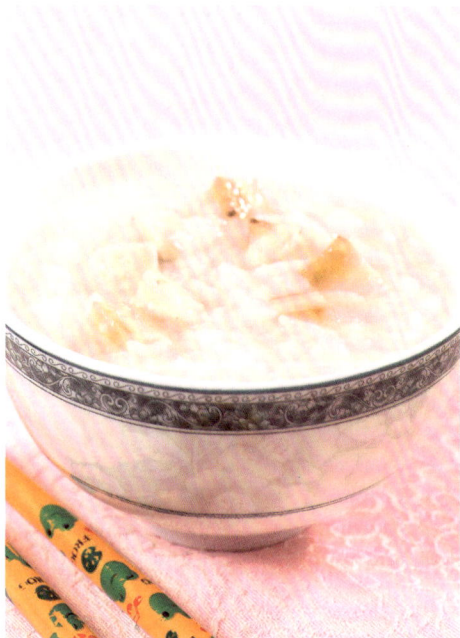

香蕉苹果牛奶饮

材料　苹果半个，香蕉1根，牛奶250克。

调料　蜂蜜适量。

做法

❶ 将苹果切成小块；香蕉去皮，切成小块。

❷ 将苹果块、香蕉块、蜂蜜连同牛奶一起放入豆浆机中，搅打成汁即可。

功效　牛奶含有丰富的钙，搭配热量较高的香蕉与维生素含量丰富的苹果，最适合平时挑食、胃口不佳的人群饮用。

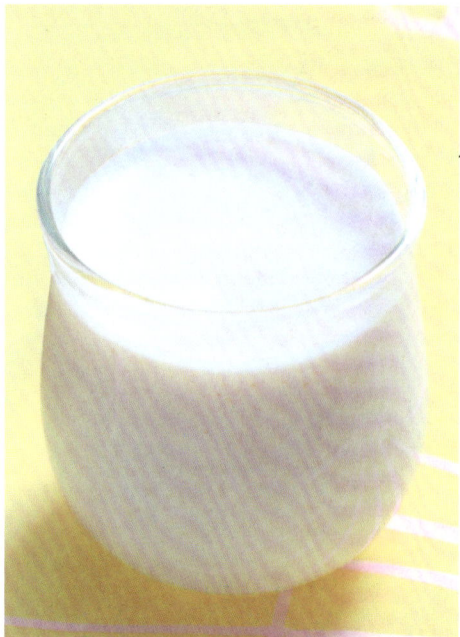

牛奶

保护胃黏膜

[性味归经] 味甘，性平、微寒，归心、肺、胃经

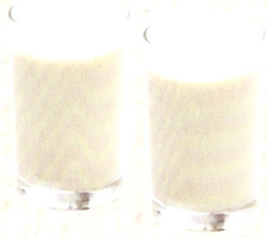

中医认为，牛奶可补肺胃，生津液，润大肠，适宜阴虚胃痛、津亏便秘等症，常用于调理消化性溃疡、习惯性便秘。现代医学认为，牛奶会在胃壁内形成保护膜，减少辛辣食物及止痛药对胃黏膜的刺激。所以，在吃麻辣佳肴之前，可以先喝杯牛奶养养胃，以免让胃部一下子受到麻辣的刺激，引起胃肠道的不适。牛奶中的蛋白质还能中和胃酸而使胃痛缓解。另外，牛奶中含乳糖，乳糖可促进钙吸收，还有利于肠道中乳酸杆菌生长。

养胃吃法

● 牛奶中的蛋白质必须在胃肠道中分解为氨基酸而被吸收，再合成人体所需的各种蛋白质。所以，喝牛奶时最好吃些馒头、花卷、面包、饼干之类的碳水化合物，以促进营养物质的吸收。如果喝牛奶后有腹胀、腹泻问题，就不宜空腹大量喝牛奶。

● 牛奶可在胃中形成保护层，在饮酒前喝一杯牛奶，既能护胃，又可减轻醉酒的程度。

食用须知

● 如果要吃酸性水果或喝酸性饮料（如酸梅汤、橘汁、柠檬汁等），应在饮用牛奶1小时后进行。否则两者发生反应，不仅直接影响人体对蛋白质的吸收，还可能造成腹泻、腹痛和腹胀等不适。

● 腹泻、脾虚证、湿证者慎食牛奶。

黄金搭配

蜜枣	+ 牛奶	=	养心肺，解热毒，润大肠
蜂蜜	+ 牛奶	=	缓解习惯性便秘
燕麦	+ 牛奶	=	保护胃壁，润肠通便

养胃小偏方

生姜汁10克、牛奶200毫升、白糖20克，混匀加热（不用至沸）。可益胃、降逆、止呕吐。

奶油南瓜浓汤

材料 南瓜 250 克，淡奶油 20 克，牛奶 150 克。

调料 盐适量。

做法

❶ 南瓜洗净，去皮、瓤，切成大小均匀的块，放入微波炉中，大火加热 10~12 分钟，加热至熟（每 4 分钟，取出翻拌，再次加热）。

❷ 熟南瓜放入较深容器内，加入适量牛奶。

❸ 用料理棒打碎搅匀，加入盐、淡奶油打匀即可。

功效 补中益气，助消化，通便秘。

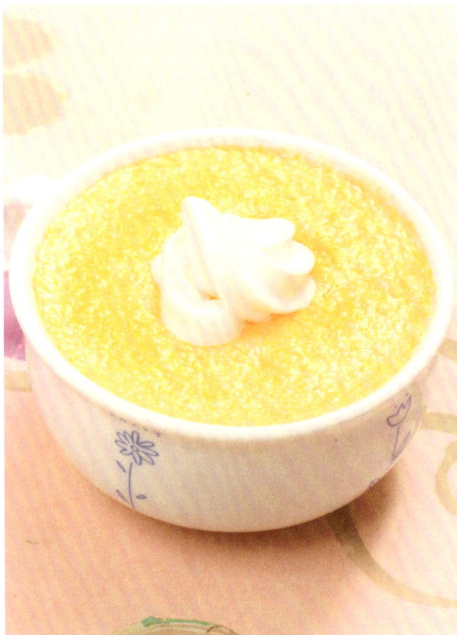

牛奶燕麦粥

材料 牛奶 1 袋（约 250 克），燕麦片 50 克。

调料 白糖 10 克。

做法

❶ 燕麦片放清水中浸泡 30 分钟。

❷ 锅置火上，倒入适量清水大火烧开，加燕麦片煮熟，关火，再加入牛奶拌匀，最后调入白糖拌匀即可。

功效 生津止渴，滋润肠道，清热通便，补虚健脾，镇静安神。

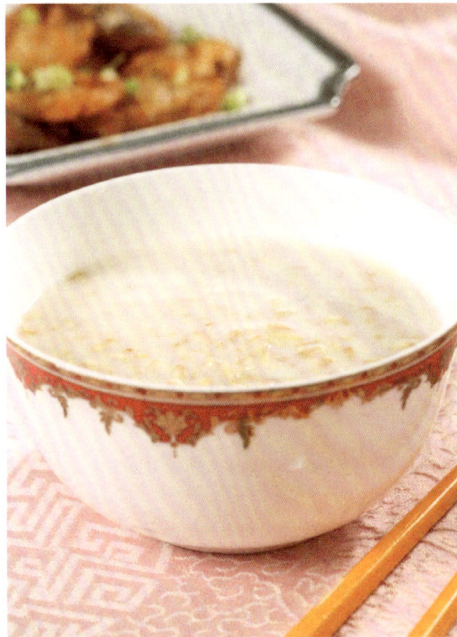

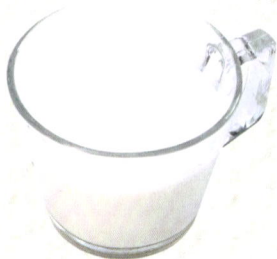

酸奶

肠胃健康的守护神

[性味归经]

味酸、甘，性平，归心、肺、胃经

酸奶中的乳酸能刺激人的消化腺分泌消化液，因而能增强人的消化能力，提振食欲。酸奶中含有大量的活性乳酸菌，不仅能促进胃肠蠕动，减少便秘的发生，还能使肠道里的弱碱性环境转变成弱酸性环境，同时抑制肠道中腐败菌的生长和活动，从而减少肠道内的有害物质。酸奶中的磷脂类物质还可吸附在胃壁上，对胃黏膜起保护作用，使已受伤的胃黏膜得到修复。另外，酸奶中的乳酸和葡萄糖醛酸能增加胃内的酸度，有利于胃炎的辅助调理和康复。

养胃吃法

● 适宜乳酸菌生长的 pH 酸碱度为 5.4 以上。人在饥饿时胃液 pH 酸碱度在 2 以下，这时饮用酸奶，乳酸菌很容易被胃酸杀死，保健作用减弱。因此，酸奶在饭后 2 小时饮用较好。

● 过量饮用酸奶，会使胃酸浓度增高，影响人的食欲和消化功能，也对身体不利，尤其是平时就胃酸过多、常常觉得脾胃虚寒、腹胀者，更不宜多饮。对健康的人来说，每天 250 克左右是比较合适的。

食用须知

● 酸奶很适合与淀粉类的食物搭配食用，如米饭、面条、包子、馒头、面包等。

● 将酸奶加热或用开水稀释，特别是煮沸后，不仅造成其中的有益菌大量死亡，而且会导致营养价值降低，失去保健作用。

黄金搭配

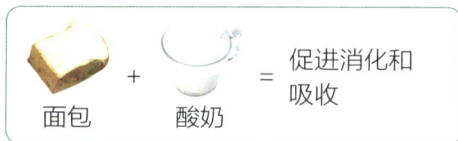

面包 ＋ 酸奶 ＝ 促进消化和吸收

养胃小偏方

把 1 个苹果切成小块，和 10 颗草莓拌在一起，再浇上 100 毫升酸奶。餐后作为点心食用，有开胃、助消化、通便的作用。

苹果酸奶饮

材料　苹果 300 克，酸奶 250 毫升。

调料　蜂蜜适量。

做法

❶ 苹果洗净，去皮、核，切小块。

❷ 将苹果块、酸奶放入果汁机中，打好后调入蜂蜜即可。

功效　促进消化，提高免疫功能。

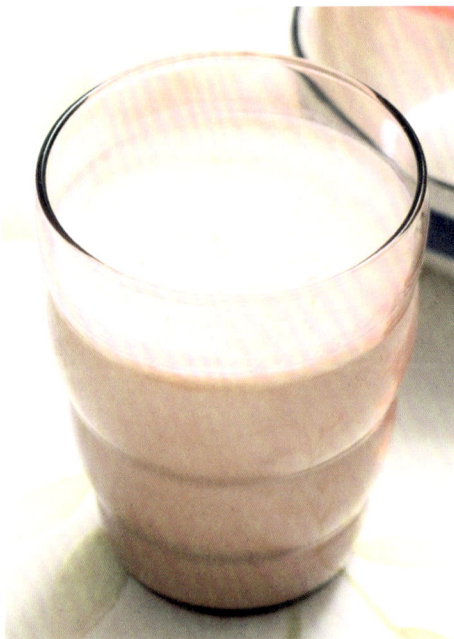

五谷酸奶豆浆

材料　黄豆 50 克，大米、小米、小麦仁、玉米各 15 克，酸奶 200 毫升。

做法

❶ 黄豆及小麦仁用清水浸泡 8~12 小时，洗净；大米、小米、玉米淘洗干净，用清水浸泡 2 小时。

❷ 将上述食材一同倒入全自动豆浆机中，加水至上、下水位线之间，按下"豆浆"键，煮至豆浆机提示豆浆做好，过滤后放凉，加入酸奶搅拌均匀即可。

功效　开胃，助消化。

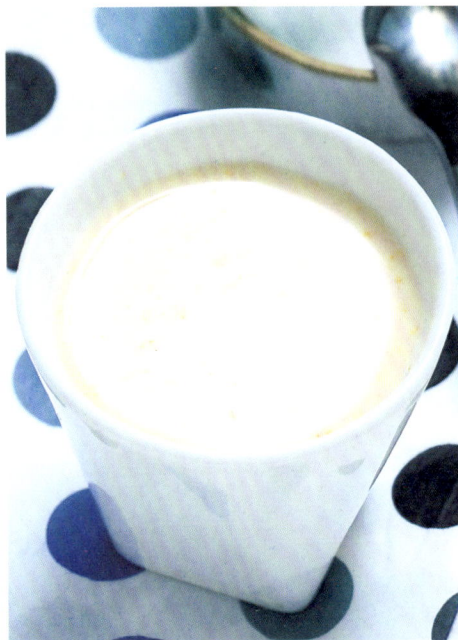

药食两用，调胃护胃

[性味归经]
味甘，性微温，
归肺、脾经

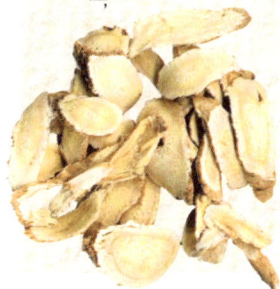

黄芪
补脾胃之气

推荐每次用量
9~30克

黄芪素以"补气诸药之最"著称，能补一身之气，《汤液本草》谓其是"上中下内外三焦之药"。中医里，黄芪以补虚为主，有生黄芪、炙黄芪之分，炙黄芪偏于补气，生黄芪偏于生肌。黄芪常用于体衰日久、言语低弱、脉细无力者，具有补而不腻的特点，而人参偏重于大补元气。若将黄芪与人参、党参等补药配伍，则补气效果更好。

养胃吃法

● 使用黄芪时，可将15~20克黄芪加水煎服。脾气虚弱、倦怠乏力、食少便溏者，可单用黄芪熬膏服用，或与党参、白术等同用。

● 脾胃虚弱时，可将黄芪和山药煮粥吃。

食用须知

● 使用黄芪时，宜采用逐步加量的方法，不要一次性大量进补。

● 气实者，肠胃有积滞者，火热证如面红目赤、口干口苦、心烦易怒、小便黄、大便秘结者，不宜服用黄芪。

黄芪羊肉煲

材料 羊肉500克，当归、黄芪各15克，老姜50克。

调料 料酒10克，盐5克，猪骨高汤适量。

做法

❶ 羊肉洗净，切成大块，焯水捞出，用温水洗去浮沫；老姜洗净，用刀拍松。

❷ 锅内倒入适量猪骨高汤，放入料酒、老姜、当归、黄芪、羊肉块，大火烧沸后，转小火煲2小时，加盐调味即可。

功效 温暖脾胃，补益气血。

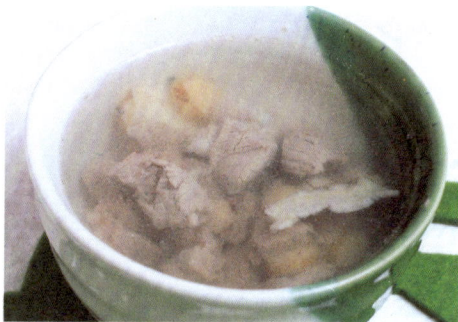

茯苓

健脾和胃

[性味归经] 味甘、淡，性平，归心、脾、肾经

推荐每次用量 煎服 10~15 克

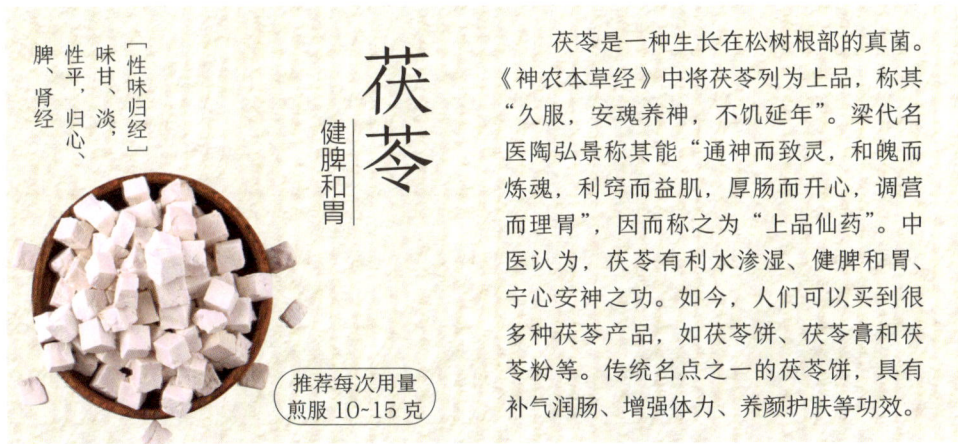

茯苓是一种生长在松树根部的真菌。《神农本草经》中将茯苓列为上品，称其"久服，安魂养神，不饥延年"。梁代名医陶弘景称其能"通神而致灵，和魄而炼魂，利窍而益肌，厚肠而开心，调营而理胃"，因而称之为"上品仙药"。中医认为，茯苓有利水渗湿、健脾和胃、宁心安神之功。如今，人们可以买到很多种茯苓产品，如茯苓饼、茯苓膏和茯苓粉等。传统名点之一的茯苓饼，具有补气润肠、增强体力、养颜护肤等功效。

养胃吃法

● 可用茯苓粉 30 克，红枣 10 枚，大米 60 克，冰糖适量，加水煮成粥食用。可补益脾胃、利水渗湿，对腹胀肠鸣、大便溏泄、倦怠乏力、食少纳呆者尤有良效。

● 胃不好的人可以到中药房买茯苓粉，自己制作茯苓食品。如蒸制馒头、包子等面食时，可在面粉中加入茯苓粉混和均匀一起蒸。

食用须知

● 茯苓煎时宜打碎成小块，便于有效成分煎出；食疗时宜研细末，有利于吸收。

● 阴虚火旺、口干咽燥者不宜用茯苓；老年肾虚、小便过多、尿频遗精者慎用茯苓。

豆蔻茯苓馒头

材料 白豆蔻 5 克，茯苓 10 克，面粉 250 克，酵母 3 克。

做法

❶ 白豆蔻去壳，烘干研成细粉；茯苓烘干，研成细粉。

❷ 将面粉、豆蔻粉、茯苓粉、发酵粉和匀，加水适量，揉成面团，发酵待用。

❸ 将面团制成每只重 20 克的馒头坯，上笼蒸 20 分钟即可。

功效 芳香化湿，行气健胃，适用于脾胃失调者。

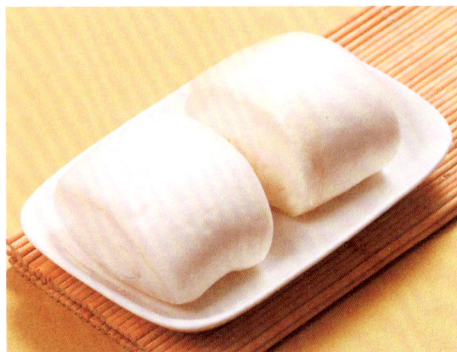

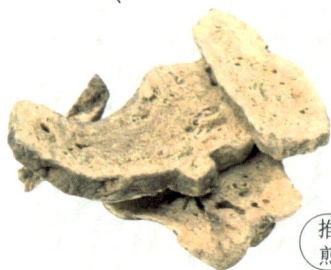

[性味归经]
味甘、苦，
性温，归脾、
胃经

白术
消食除痞

推荐每次用量
煎服 6~12 克

当你感到食欲缺乏、消化不良、身疲乏力时，中医大夫可能会为你作出脾虚的诊断，开出的处方中常常包括白术这味中药。白术被历代医家奉为"安脾胃之神品""消痞积之要药""健食消谷第一要药"。《医学启源》记载白术"除湿益燥，和中益气，温中，去脾胃中湿，除胃热，强脾胃，进饮食，止渴，安胎"。中医认为，白术有健脾益气、燥湿利尿等功效，尤其适合脾胃虚弱、不思饮食、消化不良、腹胀腹泻、疲乏无力等患者。

养胃吃法

● 白术煎汤、煮粥食用养胃。如白术 15 克，姜 18 克，水煎，缓缓温服，可治产后呕逆不食；白术 30 克，槟榔 10 克，猪肚 1 只，大米 60 克，生姜少量，煮粥食用，适用于中气不足、脾胃虚弱所致的消化不良，不思饮食，倦怠少气，腹部虚胀，大便泄泻不爽等症。

● 如胃酸过多、胃中嘈杂，可用炒白术配黄连调理；如食欲缺乏、消化不好，可用炒白术配枳壳调理。

食用须知

● 白术炒用可增强补气健脾止泻功效。

● 白术性偏温燥，热病伤津及阴虚燥渴者不宜食用。

参术健脾茶

材料 党参、炒麦芽、陈皮、白术各9 克。

做法

❶ 将上述材料一起放入砂锅中，倒入适量清水，上火煎煮约 15 分钟。

❷ 滤取茶汤，温热饮用。

功效 健脾胃，促进消化，调理肠胃功能。

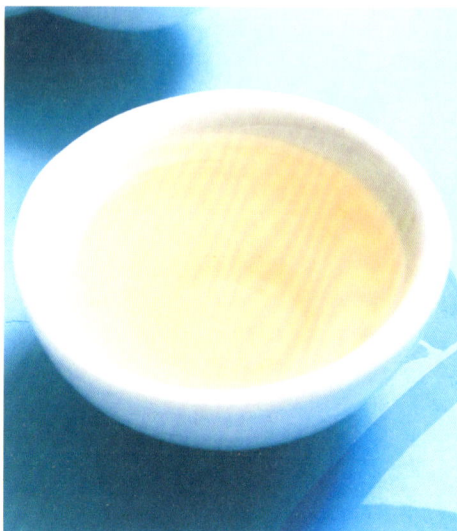

人参
补气以生津液

[性味归经]
味甘、微苦，
性温，归脾、
肺、心经

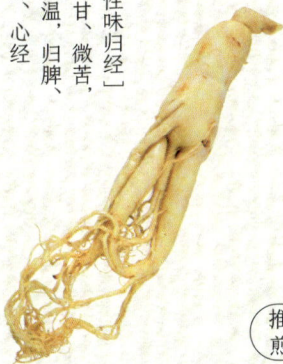

推荐每次用量
煎服3~19克

中医里常说，气虚者宜参，服参则人之气易生。这个"参"是指人参。人参具有大补元气、益气生血、益气固脱、益气温中、生津止渴等功效。且人参还是补益脾胃之要药，其健脾运而不燥，滋胃阴而不滞。胃土生肺金，肺中阴液需要胃阴相济，故明清医家喻嘉言提出"凡肺病有胃气则生，无胃气则死。胃气者，肺之母气也"。足见，胃气充足与否对人体津液的生成和盈亏有重要意义。

养胃吃法

● 将人参切成2毫米厚片，放入瓷碗内加满水，封密碗口，放在锅里蒸，蒸炖4~5小时后即可服用。

● 将人参3克和大米100克同煮粥，加冰糖调味，适用于年老或病后体弱、久病羸瘦、食欲缺乏、五脏虚衰、劳伤虚损、慢性腹泻等气血虚弱、津液不足病症。

食用须知

● 如果在食用时出现了喉咙发干或出鼻血等不适症状，应立即停止服用。

● 人参不宜与藜芦同用，也不宜与萝卜、浓茶同服。

人参茯苓二米粥

材料 小米、大米各50克，山药30克，茯苓15克，人参3克。

做法

❶ 人参、茯苓、山药均洗净，焙干，研成细粉；小米、大米分别淘洗干净，大米用水浸泡30分钟。

❷ 锅置火上，倒入适量清水烧开，放入小米、大米，加入人参粉、茯苓粉、山药粉，用小火炖至米烂成粥即可。

功效： 补虚益气，健脾养胃。

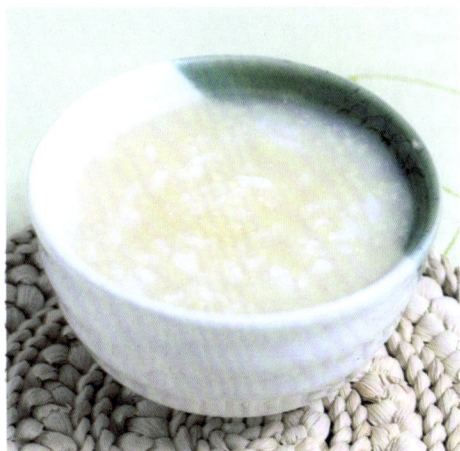

麦冬

善养胃阴

[性味归经]
味甘、微苦，
性微寒，归肺、
心、胃经。

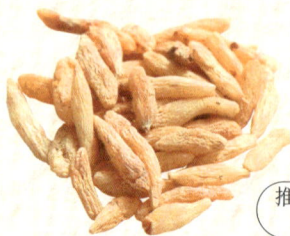

推荐每次用量
10~15 克

麦冬为常用中药，原名麦门冬。中医认为，麦冬不仅具有滋阴润肺、清心除烦的功效，还可养胃阴、生津润肠，为治胃阴亏虚之佳品，常用来治热病伤津、咽干口渴、大便燥结等症。正是因为麦冬善养胃阴，故可通乳，辅助调理缺乳、乳汁不下之症。正如《本草思辨录》所言"麦冬补胃阴以通络，而脉得所资"。《本草求真》谓"乳汁不开，用此则能通活"。

养胃吃法

● 养阴润肺、益胃生津多用去心麦冬；清心除烦多用带心麦冬。每次取麦冬（去心）10 克，温水浸泡片刻，和大枣 2 枚，冰糖适量，大米 50 克一起煲粥食用，适用于肺胃阴伤之燥咳无痰或痰稠，口干舌燥多饮，心烦不眠之症。

● 麦冬常与沙参、干地黄、玉竹、冰糖等同用，治胃阴虚所致的舌干口渴少津等症。

食用须知

● 麦冬可入丸、散，或熬膏，或泡茶饮服。

● 脾胃虚寒而见有腹泻、便溏、舌苔白腻、消化不良者及外感风寒咳嗽者均不宜服用麦冬。

玉竹麦冬银耳羹

材料　玉竹、麦冬各 25 克，银耳 15 克，枸杞子 5 克。

调料　冰糖 10 克。

做法

❶ 将银耳泡发，去蒂，洗净。

❷ 锅置火上，加入适量清水，放入玉竹、麦冬和银耳、枸杞子，煎煮取汤，加冰糖搅拌至化开即可。

功效：益胃生津，改善燥热咳嗽。

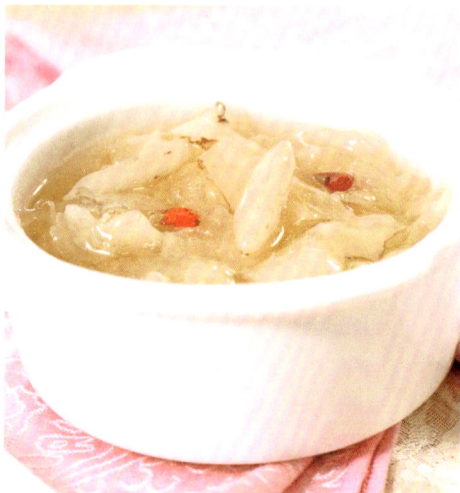

甘草

益气补中

[性味归经]
味甘，性平，归心、肺、脾、胃经

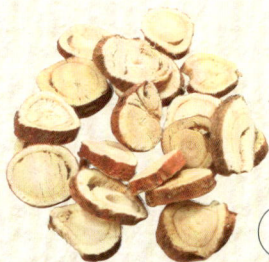

推荐每次用量
煎服 2~10 克

在中医处方中，甘草是最常用的一味中药，为补气之要药。因为甘草具有调和药性的本领，中医素有"十方九甘草"之说。甘草除了可以调和诸药以外，自身的药效也不小，其善入中焦，具有益气补中（补脾胃）、缓急止痛之功。所以，中医认为，炙甘草主治脾胃功能减退、中气不足、大便溏薄、乏力发热等，可用于胃痛、腹痛及腓肠肌挛急疼痛等。

养胃吃法

● 甘草可生用或蜜炙使用，生用者称为生甘草，蜜炙使用者称为炙甘草（用生甘草与蜂蜜、水同炒而成）。甘草炙用，更有益气补脾之功效。

● 甘草切片含服、泡水喝，效果不确定，最好是与其他药物一起水煎。

食用须知

● 甘草使用时须把握好量，若长期大量服用，可引起水肿、血压升高、血钾降低、脘腹胀满、食纳呆滞等。

● 胸腹胀满及呕吐者慎用甘草；甘草不宜与海藻、大戟、芫花、甘遂等中药合用。

陈皮甘草茶

材料 陈皮、炙甘草各 5 克。

做法

❶ 将陈皮、炙甘草快速冲洗干净。

❷ 陈皮、炙甘草一起放入杯中，冲入沸水，盖上盖子闷泡约 10 分钟后饮用。

功效： 健脾益气，适合脾胃虚弱、食欲缺乏、消化不良、恶心呕吐者饮用。

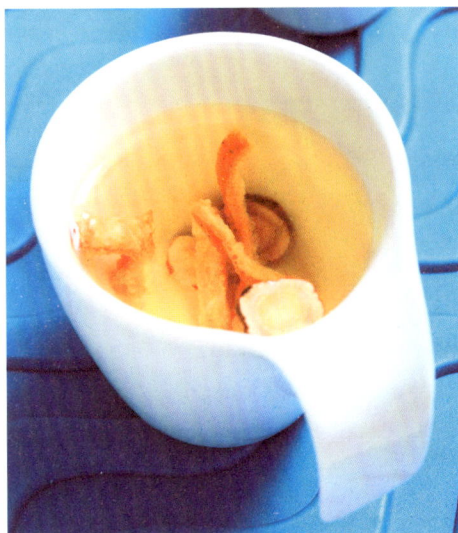

[性味归经]
味辛，性凉，
归肺、肝经

薄荷叶

放松胃部肌肉

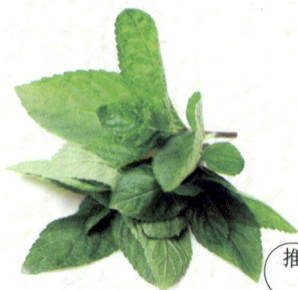

推荐每次用量
2-10克

薄荷来源于唇形科植物薄荷的地上部位，包括茎和叶，具有宣散风热、清利头目、利咽、疏肝解郁等功效。《神农本草经》上说："薄荷主贼风伤寒，发汗恶气，心腹胀满、霍乱，宿食不消，下气，煮汁服，亦堪生食。"薄荷以叶多、色绿、香气浓郁者为佳。薄荷主要成分为挥发油，其中尤以薄荷叶中含量高。现代医学认为，薄荷油能抑制胃肠平滑肌收缩，具解痉作用。所以，薄荷叶能放松胃部肌肉，缓解消化紊乱症状。薄荷叶还具有良好的抗癌作用。

养胃吃法

● 将鲜薄荷或干品，用中火水煎取汁。用大米煮粥。待粥将成时，加入薄荷汁及少许冰糖煮沸。此粥可疏风散热，增进食欲，帮助消化。

● 将鲜薄荷叶和豆腐一起煮汤食用，可以解暑开胃，疏散风热。将薄荷叶洗净，切碎，用开水焯一下，放少许盐、香油，有解毒败火、整肠健胃之功效。

食用须知

● 由于薄荷含挥发油，服用时不要煮得太久，以免疗效降低。

● 薄荷芳香辛散、发汗耗气，故阴虚血燥、肝阳偏亢、表虚汗多者忌服。

薄荷利咽茶

材料 鲜薄荷叶15克。

做法 将薄荷叶放入杯中，冲入沸水，盖上盖子闷泡约3分钟后饮用。

功效 疏散风热，清利咽喉，消炎镇痛，缓解消化功能紊乱。

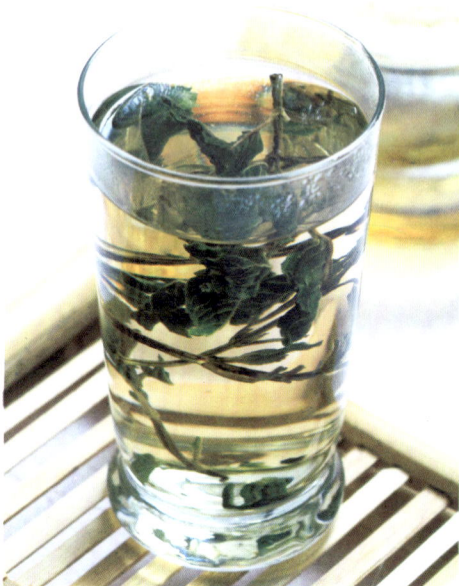

第

5

章

人体自有养胃药，
一生到老胃不伤

胃不好时，该怎么办？胃疼、胀气、恶心时，如何
处置才妥当？其实，人体有很多养胃大穴，如足三里、
中脘、天枢等穴位，常按可以促进胃肠蠕动，有不错的
养胃功效。

胃经上的养胃大穴

足三里穴，养胃强身第一穴

在胃经上，有一个著名的穴位叫足三里。经常按压足三里，是养护我们胃气的一个好方法。古人以足三里穴强身祛病、延年益寿，可以追溯到近2000年前的东汉末年。当时的名医华佗就以足三里穴治疗"五劳羸瘦、七伤虚乏"（身体虚弱及各种慢性消耗性疾病）。常按足三里穴有调理脾胃（和肠消滞、降气逆）的作用。

5秒钟精准取穴

将腿屈曲时，可以看到在膝关节外侧有一块高出皮肤的小骨头，这就是外膝眼，从外膝眼直下3寸（可将食指、中指、无名指和小指并拢，以中指中节横纹处为准，四指宽度即为3寸），在腓骨与胫骨之间，由胫骨旁开一横指（拇指指关节横度）处就是足三里穴。

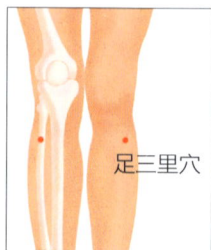

足三里穴

按压足三里穴5~10分钟

每天用大拇指或中指按压足三里穴一次，每次按压5~10分钟，每分钟按压15~20次，注意每次按压要使足三里穴有针刺一样的酸胀、发热的感觉。因为小腿部皮肤较厚，力量可以适当大些。但用力时不可以憋气。

艾灸足三里穴15~20分钟

用艾条做艾灸，每周艾灸足三里穴1~2次，每次灸15~20分钟。具体方法是：将艾条点燃，置于穴位上，距离大约2厘米，使温热感穿透肌肤。注意艾灸时应让艾条的温度稍高一点，使局部皮肤发红，让艾条缓慢沿足三里穴上下移动，以不烧伤局部皮肤为度。

保健功效

艾灸或按压足三里穴能辅助调理消化系统的常见病，如胃十二指肠壶腹部溃疡、急性胃炎、胃下垂等，解除急性胃痛的效果尤其明显，对于呕吐、呃逆、嗳气、肠炎、痢疾、便秘、肝炎、胆囊炎、胆结石、肾结石绞痛以及糖尿病、高血压等，也有辅助调理作用

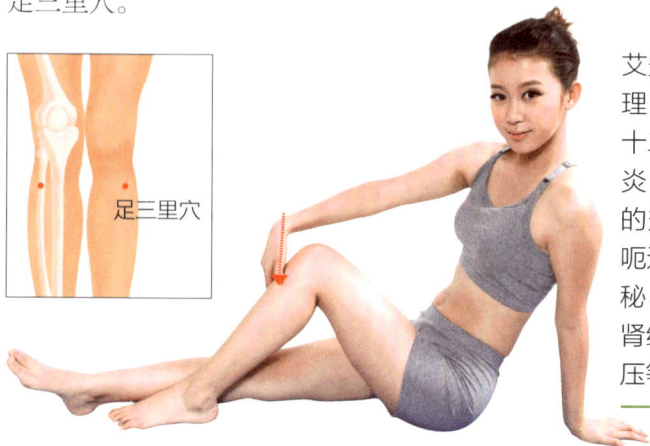

气舍穴，缓解恶心和打嗝

气舍穴为人体足阳明胃经上的主要穴位之一，有清咽利肺、理气散结的作用，对于胃痛或恶心想吐的感觉有很好的抑制效果。不停地打嗝时，可以利用指压法指压气舍穴，对止嗝有不错的效果。

5 秒钟精准取穴

气舍穴在锁骨上缘，在胸锁乳突肌的胸骨头与锁骨头之间。取穴时，可采用正坐或仰卧的姿势，于上胸部，锁骨根部稍中之处取穴。

压气舍穴缓解恶心呕吐

用食指和中指朝向锁骨内端指压，每次按压3~5秒，可以缓解恶心、呕吐。

强压气舍穴止嗝

出现打嗝时，可一边吐气，一边在气舍穴处强压6秒钟。不仅可以止嗝，还可以调理脾胃。在压气舍穴时，张嘴边说"啊——"边压穴效果更好。若将肌肉放松，仰卧进行，也很有效。

气舍穴

保健功效

气舍穴名意指本穴为胃经经气的重要来源，按摩此穴可以缓解咽喉肿痛、气喘、打嗝、恶心、呕吐等症。经常性打嗝是脾胃出现毛病的信号灯。胃气是以降为顺的，若胃气不降反升，会导致胃气上逆出现打嗝问题。而本穴经气循颈项上炎，按摩此穴正好可以调胃经之气，让其得到水湿之气的润泽，使胃气得以下降，打嗝便止

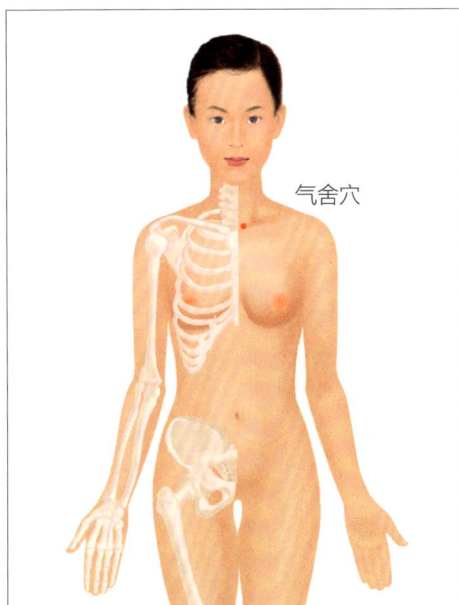

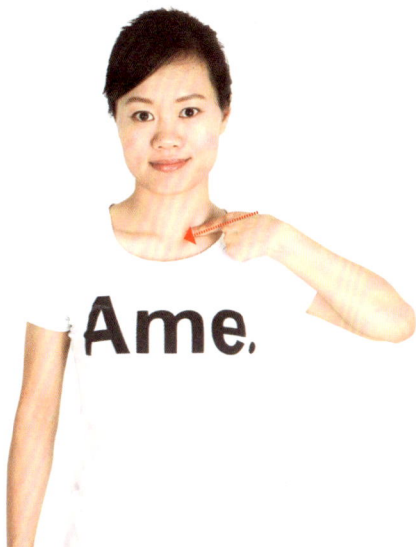

天枢穴，双向调节胃肠道

天枢穴是胃经上的重要穴位，也是大肠的募穴。足见天枢穴与胃肠道联系紧密，本穴自然以辅助调理肠胃疾病为主。经临床研究发现，天枢穴对调节肠腑有明显的双向性疗效，既能通便，又可止腹泻。比如说便秘是日常生活中的常见病症，多采用高纤饮食和适当运动来调节。其实，通过按压天枢穴的效果也不错，帮助缓解便秘症状、顺畅排便。

5 秒钟精准取穴

天枢穴位于人体中腹部，肚脐两侧 2 寸处。拇指与小指弯曲，中间三指并拢，食指指腹贴在肚脐中心，无名指所在的位置即是天枢穴。

按压天枢穴缓解便秘

两脚开立，与肩同宽，以食指、中指的指腹按压天枢穴，同时向前挺出腹部并缓慢吸气，上身缓慢向前倾呼气，反复做 5 次。注意按压的诀窍是：以指腹慢慢揉压。此外，还可在大便时用左手中指点压左侧天枢穴，至有酸胀感时按住不动，坚持 1 分钟左右即有便意，然后屏气增加腹内压力即可排便。如仍排不出，可反复点压 1~2 次。对女性来说，按压时最好避开经期。

艾灸天枢穴缓解腹泻

仰卧，先在穴位皮肤上涂少许跌打万花油，然后将一厚约 0.5 厘米的薄姜片打上数孔后放置在穴位上，再用炷底直径约 1.5 厘米，炷高约 2 厘米的艾炷放置其上施灸，当局部感到微微灼痛时立即将艾炷移开再施以第二壮，连灸 5 壮，每日或隔日 1 次。

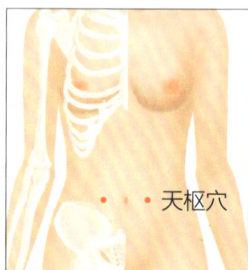

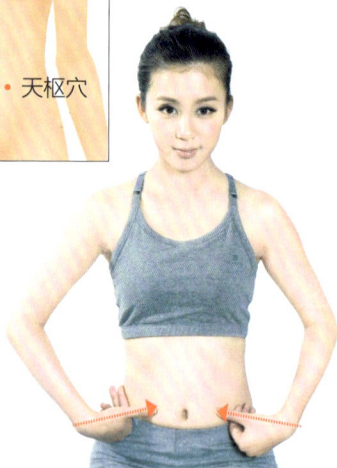

天枢穴

保健功效

天枢穴是胃经脉气所发，按摩此穴具有调理胃肠、通利大便、消炎止泻、理气行滞、消食等功能。大量实验和临床验证，针刺或艾灸天枢穴对于改善肠腑功能，减轻肠道功能失常而导致的各种证候，有一定功效。现代常用本穴辅助调理急慢性胃炎、急慢性肠炎、肠麻痹、细菌性痢疾、消化不良等

梁丘穴，止胃肠痉挛腹痛

梁丘穴是辅助调理胃肠脾病常用穴，《会元针灸学》上说，梁丘者，是膝梁上起肉如丘，故名。胃肠痉挛指胃壁或肠壁平滑肌激烈收缩而引起的阵发性腹痛，主要表现为痉挛性腹痛、呕吐、腹泻等。中医认为，该病属于"胃脘痛"的范畴，多由于饮食不节，感受外邪，压力增大，精神长期高度紧张，导致气机不利，胃络失养，不通则痛，出现胃肠部肌肉抽搐疼痛。梁丘穴辅助调理此病有不错的效果。

5 秒钟精准取穴

屈膝，在髂前上棘与髌骨外上缘连线上，髌骨外上缘上 3 寸处为梁丘穴。伸展膝盖用力时，筋肉凸出处的凹洼；从膝盖骨右端，3 个手指左右的上方即是该穴。

保健功效

梁丘穴为胃经郄穴，郄穴的特点是能较快地调节胃经气血的有余与不足状态，故而本穴善于调治各种急性病。按摩或艾灸本穴具有通经活络、和胃消肿，宁神定痛的作用，对调理胃炎、腹泻、膝盖头痛、水肿等疾病有很好的效果，对胃肠痉挛、腹痛、乳腺炎的疼痛亦有缓解作用

指压梁丘穴缓解胃痉挛

以指压刺激梁丘穴，朝大腿方向加压时，震动较强，可用大拇指用力地压。微弱的刺激无法止住突然发生的胃痉挛。这种状况的要诀是：用会痛的力量用力加压。每次压 20 秒，休息 5 秒再继续。如此重复几次，痉挛疼痛便会渐渐消退。

艾灸梁丘穴缓解急性腹泻

局部常规消毒后，选纯艾条一根，点燃，距梁丘穴皮肤 2~3 厘米，施温和灸，一般灸 5 分钟，至局部皮肤出现红晕为度。艾灸梁丘可温煦脾阳，使脾胃气机调畅，升降有序，清浊分明，腹泻立止。

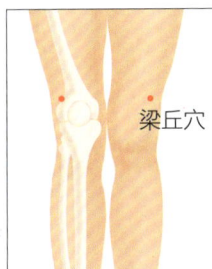

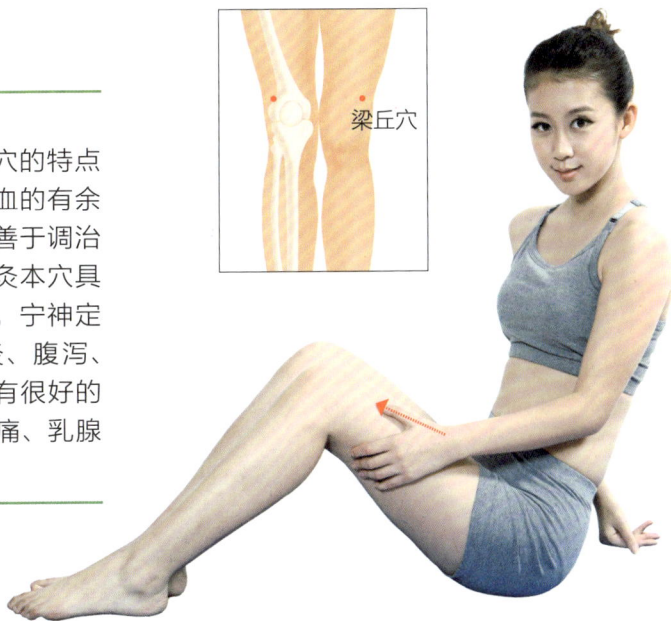

梁丘穴

丰隆穴，祛痰湿，消胃胀

丰隆穴是胃经的络穴，又联络脾经。脾主运化，脾虚则水湿不化，易聚集而成痰，丰隆调胃和脾两大脏腑，除湿祛痰的效果尤为明显。中医常用它来辅助调理咳嗽、哮喘等呼吸系统疾病。哮喘发作期间，老痰多，此时可按丰隆穴。另外，古话说："鱼生火，肉生痰。"肉吃多了，尤其是猪肉吃多了，极易生痰，这时候也可以多按丰隆穴。还有，胃胀、食欲不佳实为胃部功能失调、消化力低下所致，而按摩丰隆穴能调理脾胃，很好地解决这些问题。

5 秒钟精准取穴

丰隆穴很好找，它在小腿外侧，外踝尖上 8 寸。取穴时，从腿的外侧找到膝眼和外踝这两个点，连成一条线，然后取这条线的中点，接下来找到腿上的胫骨，胫骨前缘外侧 1.5 寸，大约是两指的宽度，和刚才那个中点平齐，这个地方就是丰隆穴。

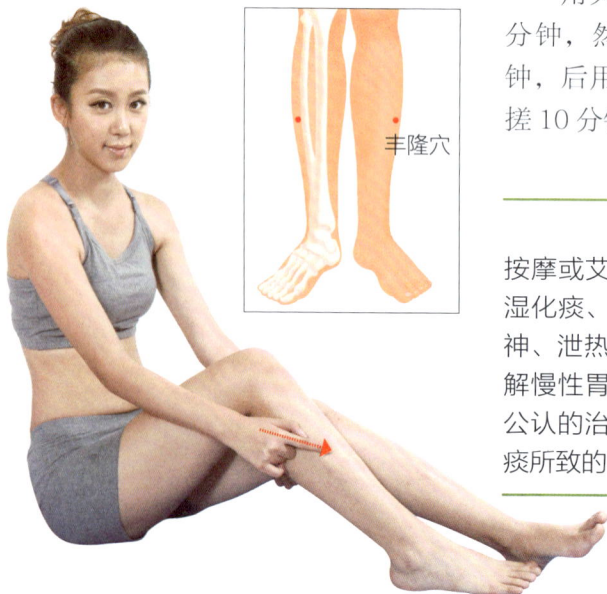

丰隆穴

艾灸丰隆穴祛痰化湿

中医讲的痰湿，是体内代谢废物堆积。常吃甜食，"肥甘厚腻"会困住脾胃，导致湿浊排不出去。体内沉积过多的痰饮水湿，常会觉得身重不爽、倦怠迟缓。痰湿体质的人，还易出现高血压、血脂异常、高血糖、高尿酸血症等疾病。

丰隆穴是祛痰湿的著名穴位。丰隆，象声，轰隆打雷，按摩能把脾胃上的湿浊像打雷下雨一样排出去。每日用艾条灸 15 分钟即可有效健脾化湿。

搓揉丰隆穴减轻胃胀

用大拇指采用点按式按丰隆穴 3 分钟，然后沿顺时针揉丰隆穴 10 分钟，后用大拇指沿丰隆穴向下单方向搓 10 分钟即可。

保健功效

按摩或艾灸丰隆穴，具有调和胃气、祛湿化痰、通经活络、补益气血、醒脑安神、泄热通腑等功效，可调理胃脏，缓解慢性胃肠病。此穴是被古今医学家所公认的治痰之要穴，故又可辅助调理因痰所致的咳嗽、哮喘、头痛等病症

内庭穴，胃肠积热的克星

内庭穴位于第二脚趾和第三脚趾之间的缝隙交叉处，就像被门遮盖住的小房子一样，故名"内庭"，它是胃经的荥穴。"荥主身热"，荥穴可以说是热证、上火的克星。如果因胃热造成口臭、大便秘结、咽喉肿痛、牙痛、腹胀、吐酸水等不适时，可以多按内庭穴。

5 秒钟精准取穴

内庭穴在足背，当第二脚趾和第三脚趾之间，趾蹼缘后方赤白肉际处。

按摩内庭穴缓解口臭牙疼

胃火严重时，常会出现牙疼、头疼、口臭、咽喉肿痛等不适症状。这时若能通过按摩内庭穴来改善，是一个不错的办法。用大拇指按摩此穴100次，以有酸胀感为宜。

定时按摩内庭穴祛痘痘

经常按摩内庭穴，可以改善因胃火大引起的痘痘问题。如果想让痘痘快点消失，除了保持饮食清淡、充足的睡眠外，可每天用手指指端按压内庭穴，按摩力度以自己能承受为度，最好在每天早上 7~9 时胃经当令时按摩，效果最佳。

按摩内庭穴抑食欲减肥

一般来说，胃火大的人消谷善饥，比较能吃，容易引起肥胖。如果想通过抑制食欲来控制体重，可以找内庭穴来帮忙。

内庭穴之所以能抑制食欲，原因就在于它能够泻胃火。每天早晚可用大拇指点揉 100 次左右。由于内庭穴比较隐蔽，也可拿一个钝头的小木棒来按摩。

保健功效

按摩内庭穴有去胃火、化积滞的作用，可以帮助缓解因上火引起的牙龈肿痛、头疼、口臭、咽喉肿痛、大便秘结、腹胀、吐酸水、消谷善饥等不适

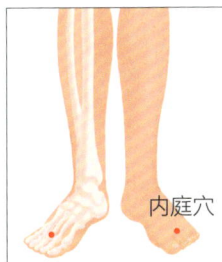

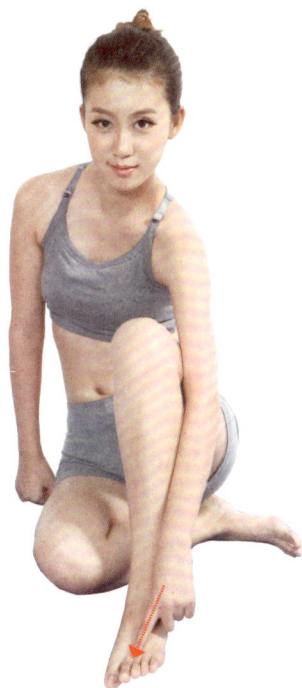

内庭穴

其他经络上的养胃妙穴

中脘穴，治疗胃病的专家

胃的精气汇聚于胸腹位，所以中脘穴是胃的募穴。中脘穴还是胃经、三焦经、小肠经、任脉4条经脉的会聚穴位，所以它是脏腑的会穴。正是因为中脘穴"交际广泛"，所以才能够"神通广大"，号称胃的"灵魂腧穴"，是治疗胃病的"专家"，对胃部疾病的全部症状均有很好的效果。另外，凡是脾胃失调、运化失常导致的各类脏腑相关疾病也都可以用中脘穴治疗。

5秒钟精准取穴

中脘穴位于人体前正中线，脐上4寸处。先找到胸骨，将胸骨向下按下去会感觉它到下面的时候没有了，变没有的位置正好是膈的位置，在这个地方肋骨开始分叉，这里叫作剑突。从剑突的位置开始到肚脐位置，连接一条线段并取其中点处即是中脘穴。按压时会有酸痛感。

胃不好常按中脘穴

胃不好的人可以常按中脘穴。急性胃刺痛患者可点按中脘穴，用手指按压10秒，松开，再压，如此反复，3~5分钟就可缓解症状；慢性胃不适患者可按揉中脘穴，用手掌轻揉，可促进消化；急性胃肠炎患者在按揉中脘穴的同时，还可以按揉天枢穴配合调理。

艾灸中脘穴调胃和中

将艾卷燃着一端，在中脘穴上熏灸，以施灸部位出现红晕为度。作为保健可隔日或3日一次。清晨或睡前皆宜，每次10~15分钟。

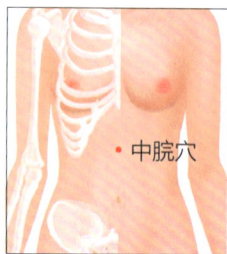

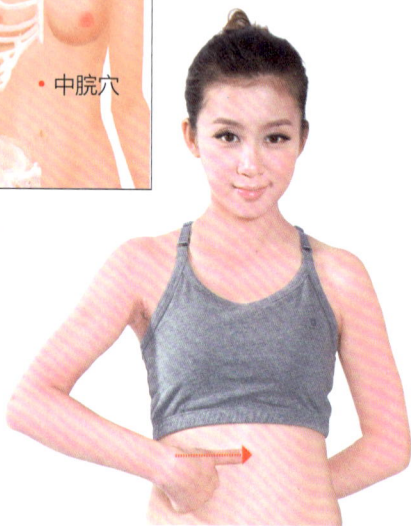

保健
功效

按摩或艾灸中脘穴可健脾和胃，补中益气，有和胃气、化湿滞、理中焦、调升降的作用，尤其对缓解胃脘痛和腹胀很有效。绝大多数的胃及十二指肠疾病，如胃及十二指肠溃疡、浅表性慢性胃炎、萎缩性胃炎、胃神经官能症、胃下垂、肠炎等，都可用中脘穴来辅助调理

·中脘穴

内关穴，缓解心口部的不适

中医诊病时，最常见的手法就是号脉，号脉处就是为八脉交会穴的内关穴。内关穴是心脏的保健要穴，属于心包经。中医说，平时如果感到心脏不舒服，可以试着按按内关穴。

"心胸寻内关"是说内关穴具有益心气、宽胸膈的功效，凡心胸诸症（如心痛、心悸、胸闷、胸痛等）用此穴都有较好的调理作用。中医认为，心与神（脑）以相应，内关穴可以改善或缓解癫、狂、痫及部分神志病症的症状与发作频率。还可以用于"心口"部的不适，如胃脘痛、恶心、呕吐、呃逆等。

5 秒钟精准取穴

伸开手臂，掌心向上，然后握拳并抬起手腕，可以看到手臂中间有两条明显的筋，内关穴就在离手腕第一横纹上2寸的两条筋之间。

保健功效

中医认为：内关是手厥阴心包经的络穴，"络心系"，对心血管系统的功能有调整作用，有宁心安神、理气止痛之功效。如可以双向性调整血压、心率，即使高血压降低、低血压升高，心率慢者加快、快者减慢；改善冠心病患者胸闷、心痛、心律失常及更年期综合征的心悸、气短等症状。按摩内关穴可辅助调理心率过速或过缓、心绞痛、心律不齐、高血压、哮喘、胸痛、胃脘痛等病症

按摩内关穴缓解胃部不适

对因胃气上逆所引起恶心、呕吐、胃脘痛等也可以稍重的手法按摩内关穴至症状缓解，可以左手拇指螺纹面按右手内关，以右手拇指螺纹面按左手内关，交替进行。

按摩内关穴养心

对心慌、胸闷、心痛等不适和癫、狂、痫等病症的静止期，可以每天用轻柔的手法按摩内关3~5次，每次5~10分钟。

按摩内关穴注意事项

需要注意的是，内关穴下为正中神经，按摩手法不宜过重，如出现局部剧烈的痛麻感，应停止手法操作，避免造成神经损伤。

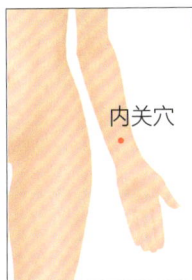

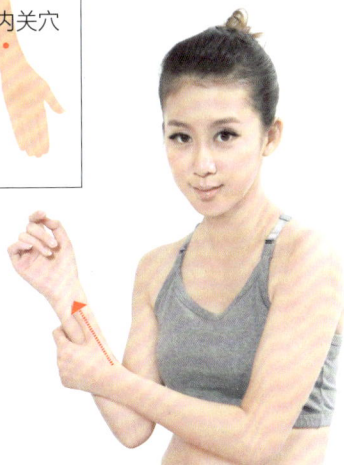

内关穴

胃俞穴，常艾灸防胃病

脏腑之气输注于背部相应的穴位叫作背俞穴，如心俞、肝俞、肾俞、胃俞、大肠俞、小肠俞等。背俞穴均位于背部脊柱两旁，多与脏腑相近，主管诊治相关脏腑的病症。脏腑有病时其相应的背俞穴往往会出现异常反应，如敏感、压痛等。胃俞穴是背俞穴之一，为胃腑之气输注之所，刺激此穴可调节胃腑功能。

5秒钟精准取穴

胃俞穴位于背部，当第十二胸椎棘突下，旁开1.5寸。取胃俞穴时，可采用俯卧的取穴姿势，该穴位于人体的背部，当第十二胸椎棘突下，左右旁开2指宽处即是。

按摩胃俞穴护胃

推揉运摩消痛法：俯卧，沿膀胱经胃俞穴以掌缘推揉运摩10分钟，并以搓法结束。帮助缓解胃肠痉挛腹痛。

搓擦胃俞穴温中法：单掌根或小鱼际肌快搓两侧胃俞穴，搓后缓缓揉动，使热感渗透。温暖脾胃，适合脾胃虚寒者。

艾灸胃俞穴温胃

艾炷灸胃俞穴5~7壮，艾条温灸胃俞穴10~15分钟。也可以买个温灸器，放在胃俞穴上。这种无烟艾灸没有气味，既不影响工作，也不影响别人，很方便。

注意，吃辛辣食品导致的胃痛不能用艾灸。

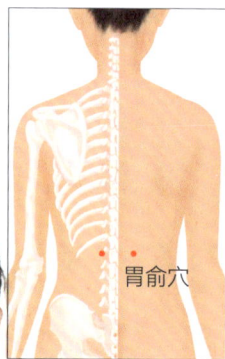

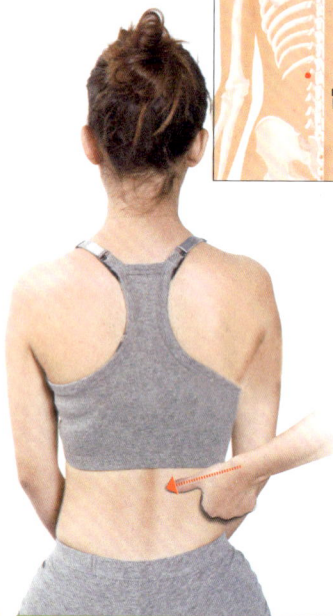

胃俞穴

保健功效

按摩或艾灸胃俞穴有和胃健脾，理中降逆的作用，辅助调理胃炎、胃溃疡、胃扩张、胃下垂、胃痉挛、肝炎、腮腺炎、肠炎、痢疾等消化系统疾病

神阙穴，善调脾胃之病

神阙穴是任脉上的穴位，在肚脐中。脐乃"先天之结蒂，后天之气舍"，是"五脏六腑之本，元气归藏之根"。神阙穴位于人体之中央，其上为阳，其下为阴，介于阴阳二者之间，得天独厚，故能调和阴阳、温通阳气、扶正祛邪、温补脾肾，可治百病，尤其是脾、胃、肾之病。

5 秒钟精准取穴

神阙位于肚脐的正中央，于肚脐眼处取穴。

神阙穴

按神阙穴散寒益气

在天冷季节，抵抗力差的人很容易关节疼痛及手脚冰凉，按摩神阙穴可鼓舞一身之阳气，从而散寒益气、补肾。方法为：两手相叠，掌心对准并贴在神阙穴，每次 15～20 分钟，每日 1 次。

拔罐神阙穴调肠胃病

肚脐拔火罐能回阳固脱，辅助调理长年不愈的腹泻；能调和中下焦，疏通胃肠气机，辅助调理肚脐周围痛及腹痛。需注意的是，拔罐时间不宜过长，特别是寒湿型体质患者容易出现水疱，所以每次以 10～15 分钟为宜。

艾灸神阙穴温补下焦

一般用艾灸或隔姜、隔附子饼灸 10～30 分钟，能温中散寒、温补下焦，辅助调理虚寒腹痛，脾胃虚寒引起的呃逆、反胃、呕吐及脾肾阳虚导致的腹泻、水肿等。

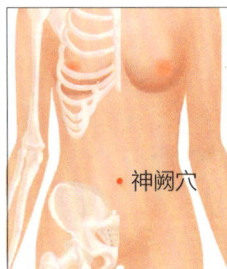

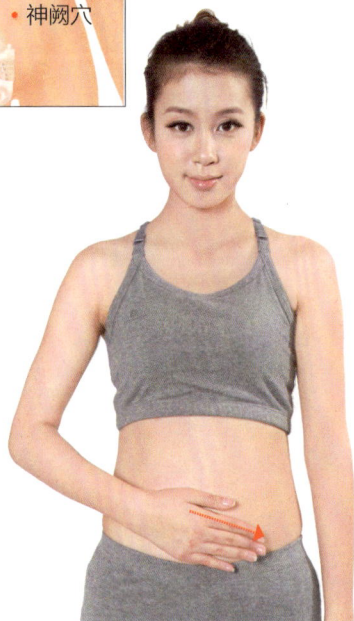

保健功效

神阙穴具有温通阳气、散寒通络、健脾和胃、强壮祛病、养生延年的功效。现代研究也表明，神阙穴及经络都与神经末梢、神经束、神经节有着密切关系。这也就是脐疗能促进人体神经、体液调节，从而改善组织器官功能的道理所在

公孙穴，摆平胸腹毛病

公孙穴是脾经上的络穴，与冲脉相通，所以它既能调脾经，又能调冲脉。公孙穴是脾经和冲脉能量的汇集点和调控中心，其作用之大，自不待言。《八脉交会八穴歌》说，"公孙冲脉胃心胸"，取之有"理气止痛"的功效。也就是说，胃、心、胸上的病都可以取公孙穴来治。因此，按摩公孙穴有安胎，和胃止呕，改善腹痛、胃痛、水肿等功效。

公孙穴

5秒钟精准取穴

公孙穴在足内侧缘，第一跖骨基底部的前下方，赤白肉际处。取穴时，正坐垂足，从足大趾内侧后一关节处往后推按能找到一个弓形骨，弓形骨后端下缘的凹陷处即是。

按摩公孙穴理气宽膈

盘腿端坐，用左手拇指按压右足公孙穴，左旋按压15次，右旋按压15次；然后用右手拇指按压左足公孙穴，手法同前。

艾灸公孙穴健脾和胃

选药店出售的纯（清）艾条点燃，对准公孙穴，距皮肤1寸行温和灸，直至所灸穴位的皮肤潮红为止，每次15~20分钟。

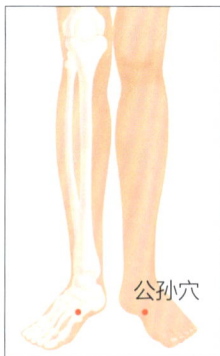

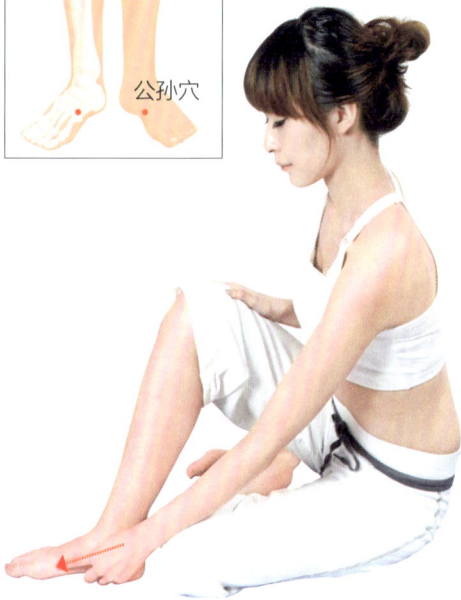

保健功效

按摩或艾灸公孙穴可以健脾益胃，通调经脉，理气宽膈，除痰除烦。此穴能帮助调理胸腹部毛病，如腹胀、不明腹痛、心烦、胸痛、胃痛、呕吐、肠鸣、痢疾等

第

6

章

保胃运动，
养胃也需动起来

胃肠运动具有自律性和节律性，所以有节、定时、定质的饮食习惯，能使胃有规律地工作和休息。不仅如此，在饮食上严格遵守"养胃时间表"之后，还要有规律地做些有氧运动，这样人体的神经系统和内分泌系统就会形成节律性，让你的新陈代谢、胃肠功能达到和谐并且稳定的状态。

慢运动是养胃的标配

慢运动：不求速度，只求健康

慢运动由慢速度、慢动作组合而成，具体形式通常是一些强度较小、节奏较慢的适宜长期练习的休闲体育项目，如瑜伽、太极拳、散步、慢跑、游泳、台球、钓鱼、健身、慢节奏的交谊舞和体操等。这些运动不仅能保护心脑血管，起到减压及放松神经的作用，还有养胃健脾的功效，促进食物的消化与吸收。

胃病最好选择慢运动

现代医学研究认为，锻炼的目的是健康，没必要选择"更快、更高、更强"的竞技运动，完全可以选择没有对抗性而且节奏慢、强度不大的"慢运动"，如散步、慢跑、打台球、练瑜伽、打太极拳等，或是周末去放风筝、钓鱼……

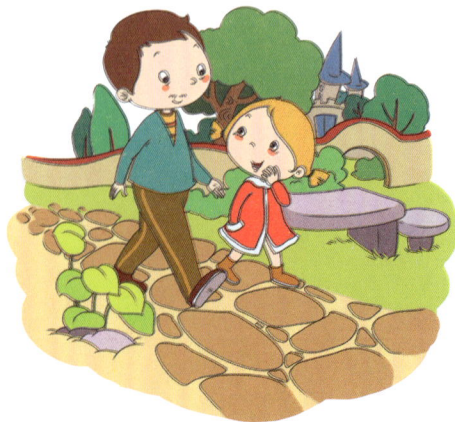

这类运动不少是多人参与，既有娱乐性，又能享受到亲情和友情，令人心情舒畅，对心脑、胃肠都能起到较好的调节作用。

剧烈运动时易使胃不适

不少人在剧烈运动，特别是长跑过后，会有想要呕吐的感觉，这主要是由于胃部血液供应不足造成的。

人在剧烈运动时，血液主要供应于四肢，这样胃肠血液供应就会不足，导致胃肠功能减弱，胃部对于水的吸收能力降低，使胃的内容物增多，加上跑步时会上下跳动，使胃部受到震动，更容易引起胃部的不适，甚至引发呕吐。

所以，要想缓解以上运动后的不适感，在运动过程中就要注意循序渐进，不要一开始就做过于剧烈的活动。

慢运动对胃肠道的好处

1 增强消化系统的功能，加强胃肠道蠕动，促进消化液的分泌，加强胃肠的消化和吸收功能。

2 增加呼吸的深度与频率，促使膈肌上下移动和腹肌较大幅度地活动，从而对胃肠道起到较好的按摩作用，改善胃肠道的血液循环，加强胃肠道黏膜的防御机制，尤其对于促进消化性溃疡的愈合有积极的作用。

有节律的慢运动更养胃

在门诊经常会听见有人问医生："想要纠正脾胃虚弱，除了用药治疗、加强饮食保健以外，还有什么辅助治疗的方法吗？"当然有，规律的慢运动就是不错的选择。有氧运动可以通过改善腹腔血液循环，帮助消化，缓解炎症进程，从而达到增强脾胃功能，促进其康复的效果。

养胃需要有节律的运动

胃最喜欢有规律的生活，除了保证规律的饮食外，有节律的运动也有助于胃的调理。

胃病患者在刚开始锻炼时，运动强度宜小，很适合做一些慢运动。最好是全身运动（有氧性慢运动）与局部运动相结合，如配合摩腹等局部按摩调理，从而调整胃肠神经功能，减轻自觉症状，改善消化功能。

注意，急性肠胃炎、胃出血、腹部疼痛者不宜参加运动，待病情恢复或好转后再进行适当运功。

慢运动的强度

为了安全和简便起见，中老年或慢性病人群，靶心率（运动时需要达到的目标心率）大致控制在130~150次/分。值得注意的是，确定靶心率还应该根据具体情况灵活运用，不同时期的健康状态、环境、季节、心情等，对选择运动量会产生一定的影响。

例如，感冒或患急性病期间、闷热的气候、暴晒的环境或大悲大喜等，运动强度和运动时间均要相应降低，心率指标也相应降低，以保证安全。相反，随着有氧运动能力的提高，靶心率就可以相应提高，以增强健身效果。

通过运动后，马上数10秒钟脉搏数再乘以6即可以算出运动中心率。

慢运动的时间

每次30~40分钟，包括：准备运动5~10分钟；正式运动15~20分钟，此期间可达到预计的心率；整理运动5~10分钟。

慢运动的频率

对一般人来说，每周进行3~5次较合适，基本上以隔日运动为宜，但是间隔天数不宜超过3天。

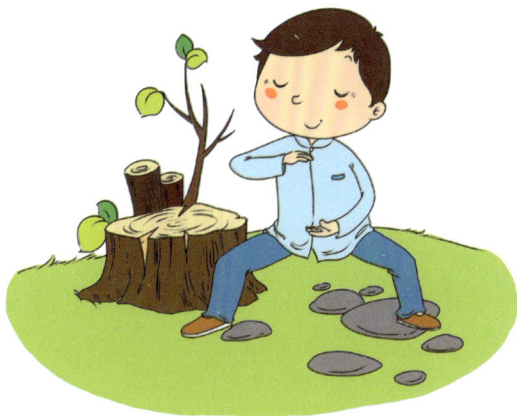

养胃病最需要的慢运动

散步：让胃健康起来

散步能养脾健胃，可使食欲增加、气血畅通，还有助于调节中枢神经系统，改善全身及胃肠功能，对缓解除腹胀、嗳气、促进溃疡愈合有一定作用。

散步的要领

1 散步时应全身放松，眼观前方，自然而有节律地摆动上肢。为了让全身自然放松，去除杂念，做到心境清宁，可适当活动肢体，有意识地调匀呼吸，把注意力集中到呼吸上来，然后从容迈步。

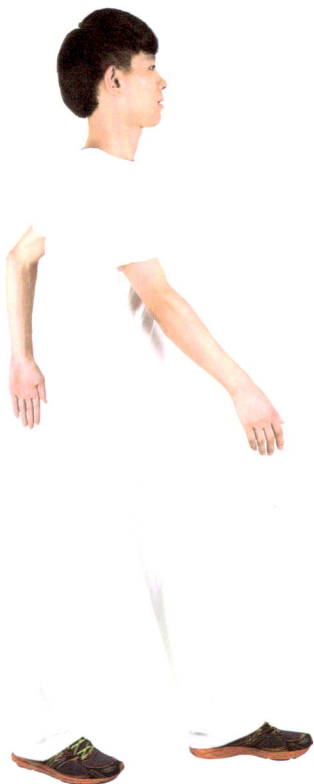

2 散步时，步履要做到从容和缓，心里不慌，脚步不乱，每步的距离要差不多，有如闲庭信步，轻松缓慢。

3 散步时还可配合擦双手、捶打腰背、拍打全身等动作。

散步要量力而行

散步不拘形式，可快可慢，可多可少，宜酌情而定，量力而行。做到形劳而不倦，汗出而微见，气粗而无喘。

初期胃病患者，宜采用速度缓慢、全身放松的步行，可以选择在风景优美的环境步行 2 千米左右，运动脉搏控制在 110 次 / 分左右。随着病情好转，可适当加大运动量，运动时脉搏可以达到 130~140 次 / 分。

散步的时间和次数

一般来说，餐后散步，每天时间不少于 30 分钟，每周时间不少于 5 次。注意，餐后要休息一段时间再散步，具体要休息多久呢？一般休息 20~30 分钟。如果在吃七分饱的情况下，可在饭后 30 分钟开始散步；如果吃得很饱，建议休息 1 小时后再进行。

慢跑：消化功能在变强大

慢跑能增强胃肠功能，使消化液分泌增加，促进食物的消化和营养成分的吸收，并能改善胃肠道的血液循环，促进新陈代谢，推迟消化系统的老化，帮助预防胃癌和肠癌的发生。其具体方法如下。

跑步动作和呼吸方式

跑步时，步伐轻快富有弹性，脚掌柔和着地，身体重心起伏小，左右晃动小，步幅小，动作要均衡，跑在一条直线上。注意呼吸要与跑步的节奏相吻合，一般是二步一呼、二步一吸，也可三步一呼、三步一吸。呼吸时，要用鼻和半张开嘴（舌尖卷起，微微舔上腭）的方式同时进行。

健身跑的跑速要慢

不同的跑速对身体的刺激是不同的，慢速跑对心脏的刺激比较温和。常规慢跑速度一般为每30分钟2.5~5.0千米。

慢跑的强度

每个人的基础脉搏数是不一样的，如有的中老年人的心律过缓，晨脉每分钟才五六十次，而有些中青年人的晨脉却达到每分钟七八十次。因此，根据自己的每分钟晨脉数×（1.4~1.8）所得到的每分钟脉搏次数，来控制初期慢跑的强度，是比较适宜的。

慢跑的步幅要小

在跑步中，步幅小的目的是主动降低肌肉在每跑一步中的用力强度，目的是尽可能延长跑步的时间。有许多人在跑步中过多地靠脚踝用力，还没跑多远就出现局部疲劳，往往容易使人放弃跑步。

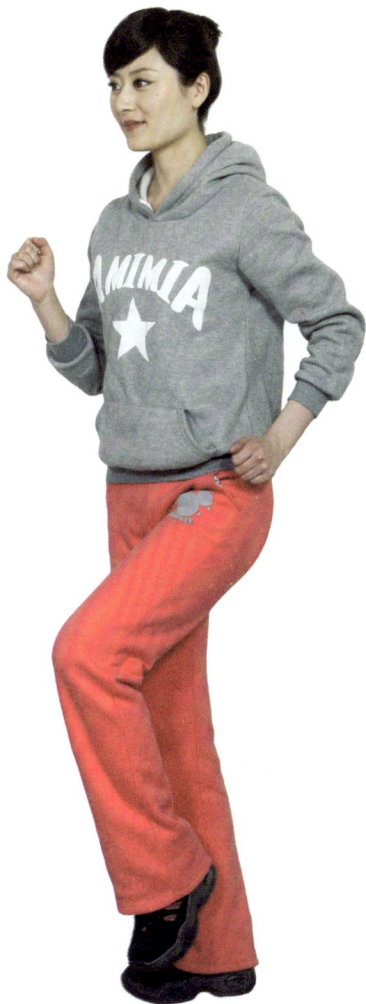

内养功：调和肠胃，养老胃病

内养功通过调息等方法，调整呼吸之气，使其逐步达到缓、细、深、长，从而使大脑皮层发挥其对机体内部的调节作用，加强肠胃消化功能，促使老胃病逐步恢复。所以，内养功锻炼对于慢性胃病以及心理性的胃部不适有一定的疗效。

练功的姿势

练功中以自然舒适为度，常用卧式、坐式。一般先由卧式开始，应根据病情和个人习惯而选择姿势。

胃张力低下，蠕动力较弱及排空迟缓者，宜选择右侧卧位，尤其在饭后更显得重要。但对胃黏膜脱垂者，不宜选用右侧卧位，常因胃黏膜本身重力的趋向性不利于脱垂黏膜的康复。仰卧式与侧卧式可互相配合应用，也可单独使用。

练功的主要内容

腹式呼吸法。在于使腹部随着一呼一吸的动作，逐渐形成明显的弛缓运动，做到意守丹田。方法为：用鼻吸气，吸气时舌抬起顶上腭，同时感觉所吸之气自然地到达小腹部，这时腹部肌肉尽量放松，小腹慢慢地膨大起来，稍停片刻，再从口把气慢慢地呼出去。呼气时将舌放下，同时将腹肌尽量收缩，小腹凹进去。

练功时全身尽量放松，且锻炼一段时间后，吸气时似有气入小腹的感觉，即所谓"气贯丹田"。

练习的时间和次数

每天练 1~2 次，每次 30 分钟左右，以后逐步延长时间。

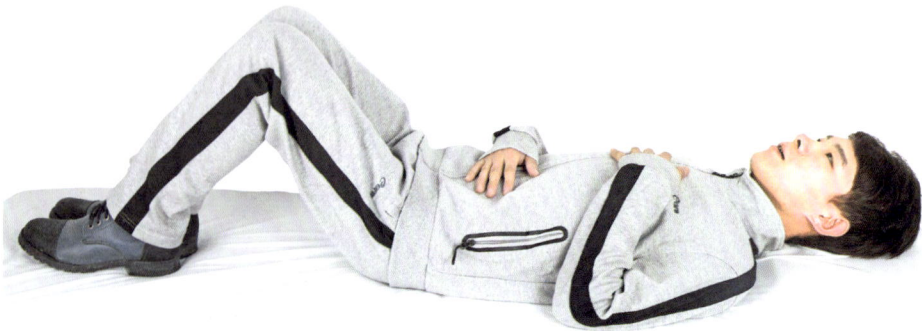

太极拳：使腹部气血流畅

如因饮食不当引起胃脘胀满、肝区不适、肠动不宁，用 20～30 分钟中等速度练一路太极拳，柔缓的腰腹扭动和深长的腹式呼吸，能加速肠胃蠕动，胃舒肠宁。如做云手时，腕部、髋部、腰部同时转动，眼睛随着手部的摆动左右运动，眼、手、身、脚相互配合，动作连绵不断，一套拳路打完，气血温润全身，腰和腹部都有温乎乎的感觉。

练习云手的步骤

1 站立，重心在左腿上，右脚向右，侧行开步；右手向下向左向上画弧（右脚右手为虚）。

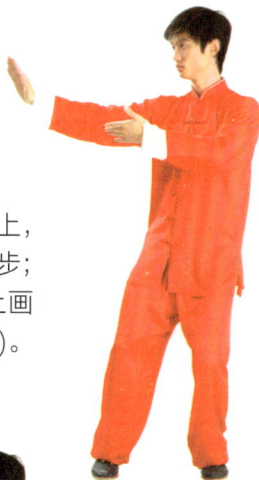

2 左手向上向左画弧配合吸气；这时小腹内收，横膈肌上提，胸廓扩展。

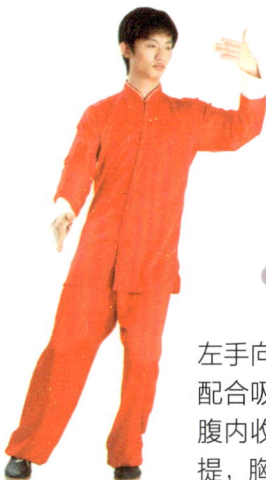

3 重心回移到右腿上，左腿提起向右脚并步（小开步），左手向上向右画弧，右手向右边旋边推掌（右脚右手为实），配合呼气。这时小腹松沉，有腹鸣感。

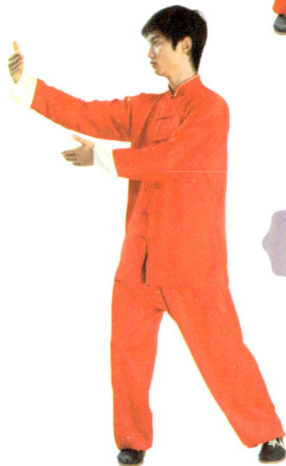

练习云手的诀窍

云手，表面看起来是手的摆动，实际上是用腰带动手，先向左松腰转腰带动手，而不是孤立的摆动。所以太极拳歌诀里说，刻刻留心在腰间，腹内松静气腾然。

练太极不但要以腰为轴，并且运气要注重丹田、气海、命门这些部位，使整个腹部的气血感觉非常流畅。腰部在练拳时要求"松""沉"就是为了有助于"气沉丹田"。

八段锦：调理脾胃须单举

八段锦起源于宋代，在明、清两代逐渐发展，比较详细的记载见于明代冷谦的《修龄要旨》里。八段锦是一种调理气血、畅通经脉、灵活筋骨的运动，其功法分为八节，故称八段，分别为"两手托天理三焦，左右开弓似射雕，调理脾胃须单举，五劳七伤往后瞧，摇头摆尾去心火，双手攀足固肾腰，攒拳怒目增气力，背后七颠百病消"。其中，"调理脾胃须单举"是针对中焦（指脾胃）的锻炼，有助于脾胃的消化吸收，并可使呼吸缓慢。其法如下。

练习方法

1 全身放松，自然站立，两脚分开与肩同宽，两臂在体侧自然下垂。

2 左手翻掌从左侧朝上举，举到头顶上，掌心朝下，指尖向右，同时右手朝上移，移动含劲，移到腰间；接着左掌尽力朝上托，右手掌心朝下，指尖向前，用力下按。然后左手从体侧放下，掌心朝下，右手从体侧上举，举到头顶，掌心朝上，指尖向左，而后动作含劲，右掌用力向上托，左掌用力向下按。

练习的作用

此段升降并举，故有利于脾胃的升降，能辅助调理脾胃，去积消食。

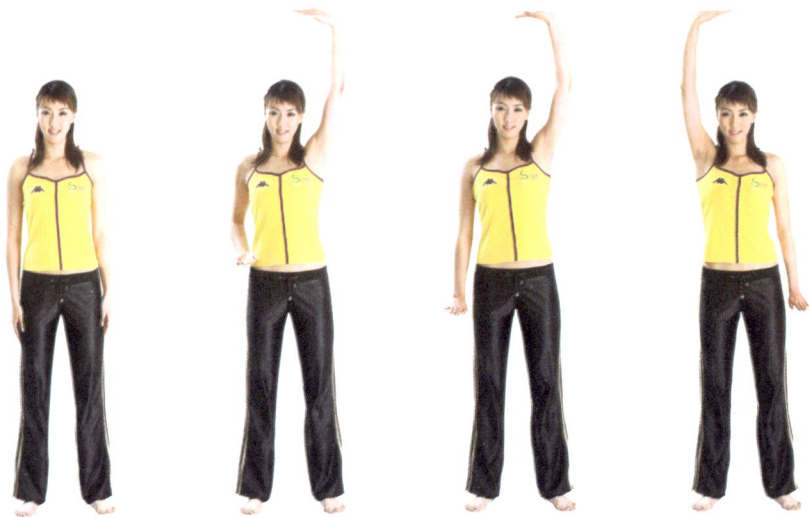

省时有效的保胃小动作

摩腹：清内生之百证

《黄帝内经》上有腹部按揉能保健养生的说法。唐代名医孙思邈认为腹宜常摩，可去百病。中医认为，人体的腹部为"五脏六腑之宫城，阴阳气血之发源"。摩腹可调整人体阴阳气血，改善脏腑功能，驱外感之诸邪，清内生之百证。双手交替按摩腹部，能加强对食物的消化、吸收和排泄，缓解食物积滞于胃，滞化不行，胃脘胀痛，气滞不顺，血瘀欠畅，胃肠积满等症状，还可调理便秘和慢性胃肠炎。

摩腹的方法

摩腹以仰卧、袒腹，手直接触及皮肤效果最佳，一般选择在入睡前和起床前进行，排空小便，洗净双手，取仰卧位，双膝屈曲，全身放松，左手按在腹部，手心对着肚脐，右手叠放在左手上。先按顺时针方向，绕脐摩腹50次，再按逆时针方向摩腹50次。摩腹时用力要适度，精力集中，呼吸自然，持之以恒，一定会收到明显的健身效果。按摩结束后，可以将发热的双手放在丹田处（脐下3寸处），使揉动时的热量充分被身体利用。

摩腹的注意事项

需注意的是，摩腹不可在"过饱"或"过饥"的情况下进行，腹部皮肤化脓性感染或腹部有急性炎症（如肠炎、痢疾、阑尾炎等）时不宜按揉，以免炎症扩散；腹内有恶性肿瘤者也不宜摩腹，以免促进癌扩散或出血。摩腹时，出现腹内温热感、饥饿感，或产生肠鸣音、排气等，均属于正常反应，不必担心。

摩腹可以加强对食物的消化、吸收和排泄。建议大家养成这个好习惯。

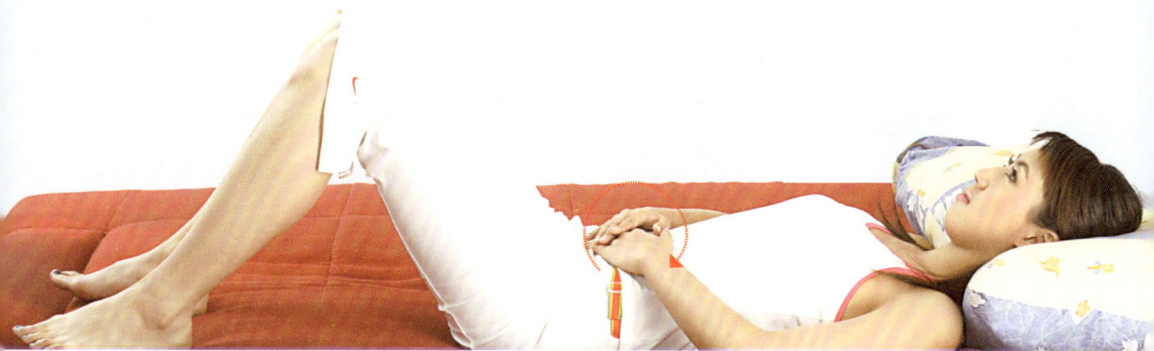

托腹：调理胃肠疾病

托腹能对五脏六腑起到调理作用，是调理胃肠疾病和习惯性便秘的好方法。其具体做法如下。

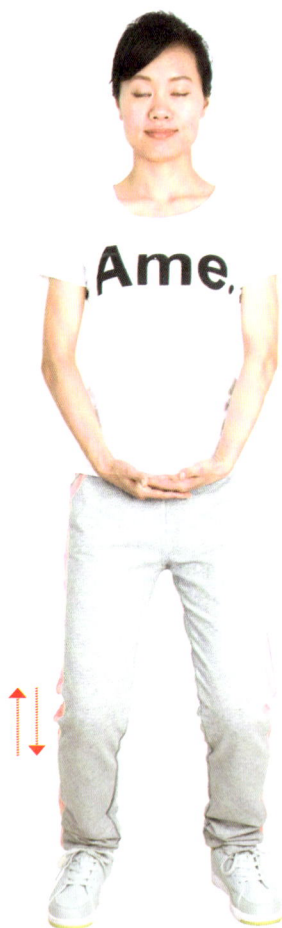

1 全身放松，两手叠在一起，手心在上，身下沉。

2 两手托住小腹不动，两腿膝盖上下颤动，200～300 次，颤动的速度不快不慢，眼微闭，意守丹田。

擦丹田：增强胃肠功能

擦丹田法除有健脾壮肾的作用外，还能增强胃肠功能、治肠道疾病。其具体做法如下。

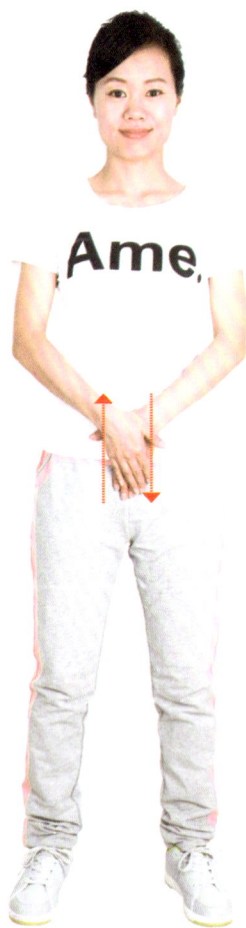

1 将两手掌分别放在脐下小腹中央处，同时上下摩擦 30 次，以渐感发热为度。

2 先将左手掌按会阴（男按阴囊），再将右手旋转摩擦丹田30～100 次，左右手转换。

扭腰：健胃防便秘

扭腰锻炼不仅有健胃的功能而且对便秘、腰部疼痛、失眠也有很好的疗效。具体做法如下。

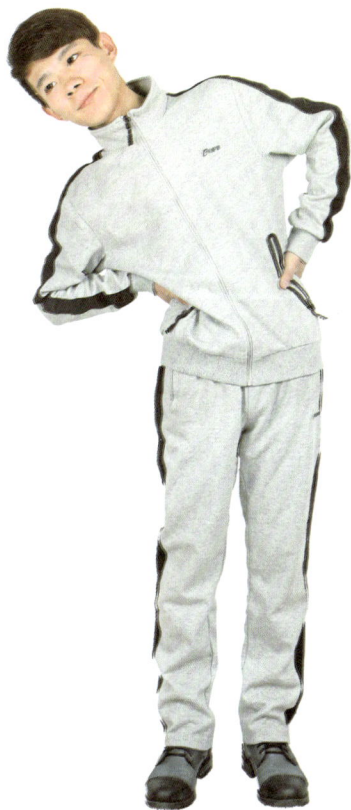

1 取站姿，双手自然垂放在身体两侧，双脚自然分开。

2 双手叉于腰，腰部先扭向左边，然后恢复到原位，再扭向右边，反复扭动至腰部有酸痛感为止。锻炼初期，左右共转腰约 60 次，适应后可增加至 300 次。

注意：高血压、头晕者要慢转，防止跌倒。

多蹲少站：胃不下垂

多蹲少站对脾胃虚弱者的康复是很有利的。特别是进食时蹲着，蹲着吃饭能使食物通过胃的速度减慢，使胃下方的脏器对胃起到垫托作用，此法对胃下垂的辅助调理有较好的效果。

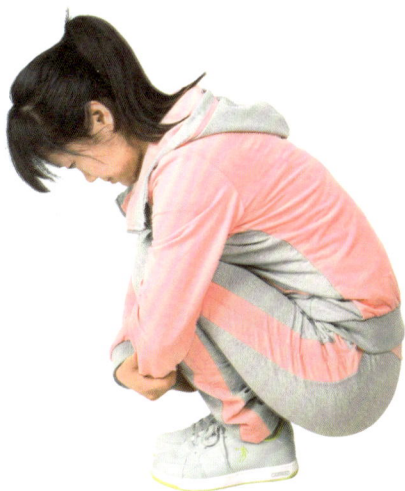

叩齿咽津：好牙好胃口

每天早、中、晚各叩齿一次（多做更佳），有滋补脾胃、固护肾气的功效。叩齿能健脾胃表现为两个方面：一是叩齿能健齿。齿健，则食物易被嚼细，胃负减轻，从而养胃；二是脾"在液为涎"与胃相表里，涎为口津是唾液中较轻清稀的部分，具有帮助食物消化的功能。叩齿咽津的方法如下。

1 晨起先叩臼（后）齿36下，然后叩门（前）齿36下，再错牙叩犬齿各36下，最后用舌舔齿周3~5圈。

2 结束时，再用舌头搅动口腔，激发口腔津液后吞下。

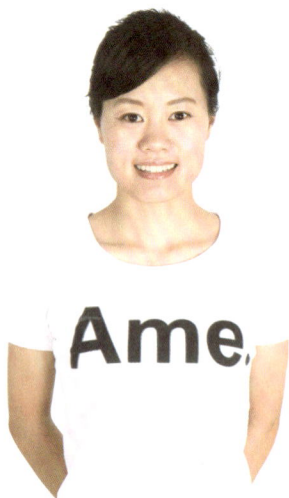

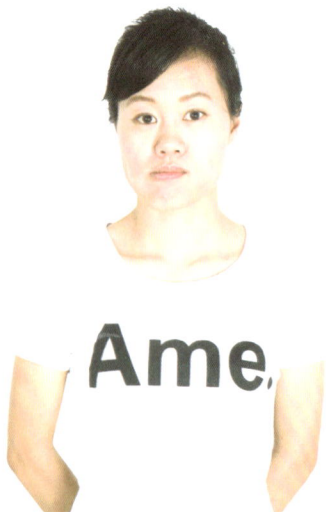

赤龙搅海：健脾和胃

从传统中医养生之道来看，叩齿结束，要辅以"赤龙搅天池"。赤龙搅海法可调和阴阳、健脾和胃、固齿祛病、轻身健体。

1 用舌在口腔内贴着上下牙床、牙面搅动，用力要柔和自然，先上后下，先内后外，搅动36次。

2 当感觉有津液（唾液）产生时，不要咽下继续搅动，等唾液渐渐增多后，以舌抵上腭部以聚集唾液，鼓腮用唾液含漱（鼓漱）数次，最后分3次徐徐咽下。

抬高双脚：减轻胃疼

抬高双脚这种锻炼方法借助了瑜伽中的"船式"姿势，它能抬升横膈膜，减轻胃部和肝部所承受的压力，从而缓解胃部痉挛、上腹部疼痛等。其做法如下。

1 平躺在地垫或床上，双膝微弯。

2 以臀部为支点，上半身和双脚同时抬离地面，让身体呈一个"V"字形。保持这个姿势不动，做 5~7 次深呼吸。

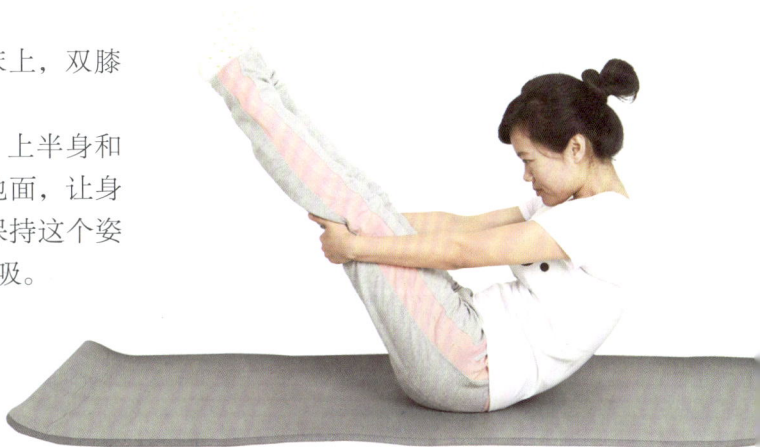

向前抱腿：调理消化不良

向前抱腿这个动作可让内脏进行大幅度的"翻转"，相当于对消化器官进行一次"按摩"，可调理消化不良、泛酸、嗳气等功能性症状。其做法如下。

1 双脚合拢，站立在地面上。

2 上半身尽量向前弯曲，双手向下伸放在小腿上或抱住小腿，保持 10~15 秒。

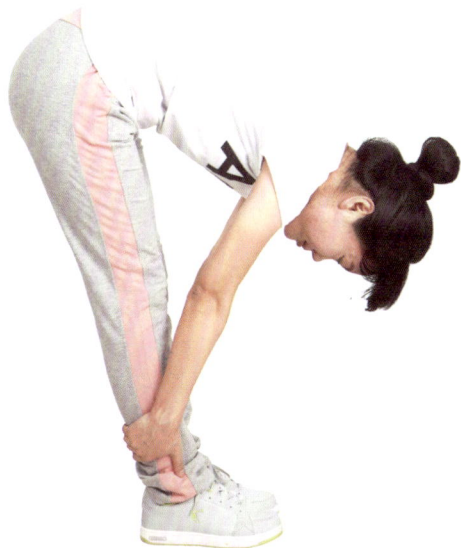

扭转双腿：减轻消化道炎症

扭转双腿这个锻炼动作有助于促使血液流向消化器官所分布的区域，对减轻胀气、疼痛和消化道慢性炎症等很有帮助。其做法如下。

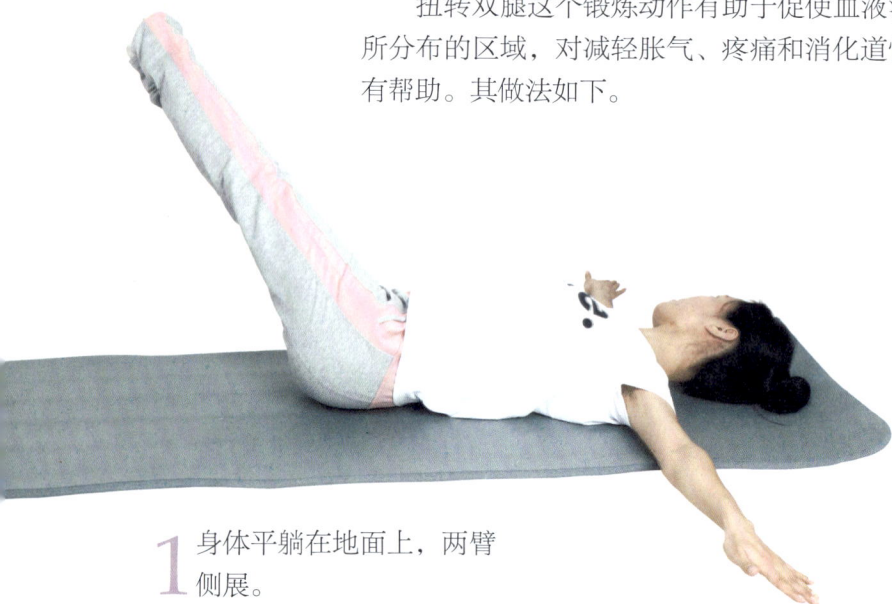

1 身体平躺在地面上，两臂侧展。

2 双腿和下半身左右扭转摆动，重复 20 次左右。

动脚趾：健脾胃

从经络看，胃经是经过脚的第二趾和第三趾之间，经常活动脚趾可以起到健脾养胃的作用。其做法如下。

1 （赤脚时）站立或坐位，双脚放平，紧贴地面，脚趾连续做"抓地—放松"的动作 60～90 次，从而对脾胃经络形成松紧交替的刺激。

2 （穿柔软的平底鞋时）在排队等候的时候、在地铁或者公交车上站立的时候，双脚紧贴地面，用脚趾反复练习抓地、放松。

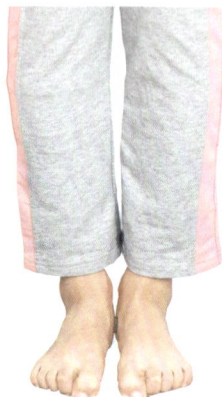

胃病三分治七分养，彻底除去病根

胃病是常见的消化道疾病，主要可分为急性胃炎，慢性胃炎，胃溃疡，十二指肠溃疡，胃、十二指肠复合型溃疡，胃出血，胃的良/恶性肿瘤等。其中慢性胃炎、胃溃疡、十二指肠溃疡三种疾病占胃病患者总数的90%以上，为人群中最常见的胃病。

胃病多发，不得不防

看看舌苔知胃病

胃病患者如果仔细留意自己的舌苔，常会发现一些与众不同之处：有的特别厚腻，有的发黑，有的发黄，有的剥落。事实上，舌苔变化确实能反映疾病尤其是一些脾胃病的规律。

如何观察和分析舌象

伸舌有学问：伸舌时要自然，舌体放松，舌面平展，舌尖略向下，口尽量张大（但不要过分用力），使舌体充分暴露。

望舌有顺序：望舌一般先看舌尖，再看舌中、舌侧，最后看舌根部，同时看舌体（舌质）的色质和舌苔的厚薄、颜色等。

观察两重点：舌诊主要观察舌体和舌苔两方面的变化。

舌体——呈什么颜色？形状是胖是瘦？质地是荣是枯？活动是否灵活自如？

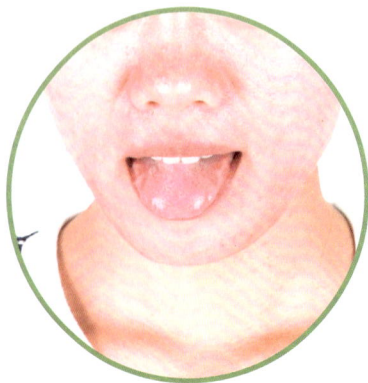

舌苔——苔质是厚是薄，是润是燥？苔色是白是黄还是棕褐？

正常舌象可用 6 个字概括："淡红舌薄白苔"，即舌色淡红鲜明，舌质滋润，舌体大小适中，柔软灵活，舌苔均匀，薄白而润。

舌象变化规律的一般表现是舌苔由薄变厚为病进，由厚变薄为病退。

胃病患者的常见舌象

1 薄白苔——病初起，胃气未伤。

2 舌苔由薄变厚，颜色由白渐有点黄色，舌边舌尖由淡红变红，且舌边有齿印——病情加重，提示消化不良、胃肠积滞有宿食等。

3 舌苔由白变黄，舌边舌尖变红——有热象。

4 舌苔由黄变棕，或者由棕变黑，而且干燥少津，舌边舌尖变深红——热盛，多伴大便干结。

5 舌红无苔，舌面光滑如镜——胃阴虚。

6 舌苔白厚腻，舌表面有一层白黏液——痰湿。

7 舌苔黄厚腻，舌边舌尖变红——痰热。

8 舌边舌尖变红绛色，甚至变紫色——痰浊血瘀。

胃痛：别把胃痛都当胃病

胃病最常见的四大症状分别为胃痛、胀气、泛酸和胃不舒服，大多数胃病患者会有其中一种症状或几种症状同时出现。胃病最直接的表现是胃痛，如出现胃痛时，所患疾病可能是慢性胃炎或者胃溃疡，也可能是其他脏腑的病变。

10 个胃病里 9 个胃痛

当你询问胃病的单一判断标准时，10 个人中会有 9 个人选择胃痛。当然，这不是说 90% 的胃病患者都会伴有胃痛，只能说明胃痛是胃病的最直接表现。胃位于上腹部，肚脐上方（靠近心窝）。如果将肚子划分为 4 个区域来看，左侧偏中上这一区域的疼痛，最有可能是胃痛。

中医认为，造成胃痛的原因主要有两类：一是由于忧思恼怒，肝气失调，横逆犯胃所引起，故治法以疏肝、理气为主；二是由于脾不健运，胃失和降而导致，宜用温通、补中等法。西医认为，胃痛大多因病变部位受局部炎症或胃酸的刺激，使神经感受器受到刺激，因而发生痛感。

胃痛其实是胃抽筋了

正常人的胃肠时时刻刻都在做规律的蠕动，当胃肠动力发生障碍时，就会引起胃肠运动功能失调。胃痉挛就是胃运动功能失调的一种表现。简单地讲，胃痉挛就和小腿抽筋的道理一样，只不过抽筋的肌肉从腿部的腓肠肌换成了胃壁的平滑肌。胃痉挛常常表现为阵发性的绞痛，严重的可发生恶心、呕吐。

莫把胃痛全当胃病

胃痛是各种胃及十二指肠病变最常见的临床表现，如最为常见的慢性胃炎和消化性溃疡，但并不能说胃痛都是由胃病引起的，其他脏腑的病变也可能引起胃痛，如胆囊、胰腺、肝左叶、胆总管以及心脏等器官因为都紧贴或临近心窝部，这些脏器出现病变同样都可引起胃痛，如果不管三七二十一都当作胃病治疗，就会贻误病情。

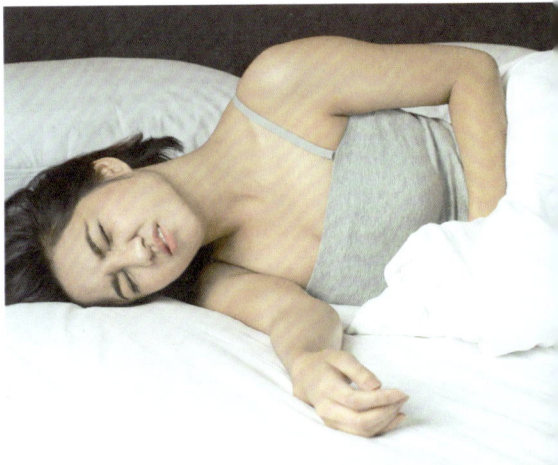

胀气：胃胀恶心也得治

胃胀，通常指患者感觉胃脘撑胀，外观又有胀满形态表现的一种病症，可同时伴有胃脘疼痛、嗳气、打嗝、恶心、呕吐、不能进食等不适表现。胃胀是胃动力不足的表现，多数胃病都可引起胃胀，胃病治愈后，胃胀就会减轻。

胃胀是怎么产生的

正常成人每天胃肠道潴留100~150毫升的气体，当气体量增多时，就形成胃肠道胀气。

食物由胃进入小肠的过程称为胃的排空。食物在胃的排空过程中引起胃运动，从而产生胃内压。当胃内压大于十二指肠内压时，食物即可由胃排出。反之，则会减慢胃的排空。在病理情况下，当胃、十二指肠存在炎症、反流、肿瘤或胃液、十二指肠液成分发生改变时，就会使胃的排空延缓，食物不断对胃壁产生压力；同时，食物在胃内过度发酵后产生大量气体，使胃内压力进一步增高，因而就出现了上腹部的饱胀、压迫感，即胃胀。

造成胃胀气的四个原因

1 大量吞入空气。精神因素或某些胃肠道疾病使唾液增加时，随唾液吞入较多气体；大量饮水或喝进饮料时，也易吞入空气。

2 消化不良。含膳食纤维较多的粗糙食物可增加肠腔容量并影响正常蠕动而产生腹胀；长期应用广谱抗生素，可抑制肠道正常菌群而致食物发酵产生气体。

3 肠道排空障碍。肠梗阻或肠壁张力减弱时，肠道内可积聚过量气体和液体。

4 很多胃肠道疾病，以及肝、胆、胰、腹膜等疾病都可产生胃肠道胀气。发生胃胀气后，首先应查找病因，然后根据病因采取相应的治疗方法。

缓解胃胀气的方法

教大家一个缓解胃胀气的方法，每天饭后弯三次腰，达到90°，配合室内或室外散步10~30分钟即可。饭后做一做弯腰的动作，可以使食物进入胃窦，配合轻松的运动，能促进食物消化。

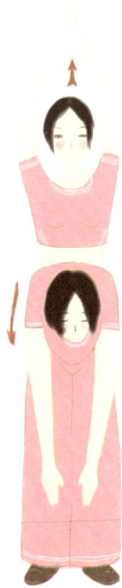

饭后1小时做做弯腰，能缓解胃胀气

泛酸：胃灼热是胃病惹的祸

泛酸是指酸性胃液或胃内容物经食管反流达口咽部，口腔感觉到出现酸性物质的现象。常见于慢性胃炎、胃及十二指肠溃疡等胃病患者或老年人。

胃酸是如何产生的

正常情况下，由于食管下段存在食管—胃括约肌，其压力比胃高。在非进食期，贲门口保持关闭状态。另外，胃蠕动是从胃底向幽门方向进行，这样能防止胃内容物反流入食管。当胃或食管出现病变，如炎症、溃疡、肿瘤等，胃、食管的正常功能遭到破坏，胃酸分泌增多，贲门口松弛，胃逆蠕动增多，使胃内酸性液体得以反流入口腔，患者时有口腔内冒酸水的现象。尤其是十二指肠壶腹部溃疡病人，胃酸分泌明显增多，更易泛酸。经常泛酸，酸性胃液可破坏食管黏膜，引起反流性食管炎，患者产生胸骨后烧灼感，即所谓的胃灼热。

胃酸大多与刺激有关

胃酸对消化道黏膜的刺激主要表现为泛酸、胃灼热，可伴有持续腹痛，而且疼痛常常表现为饥饿痛，进餐后缓解。胃酸会导致黏膜的糜烂，严重者可能会造成胃溃疡甚至穿孔。

因此抑酸类、抗酸类药物是治疗此类胃疼的首选药物，如雷尼替丁、铝碳酸镁、奥美拉唑等。如果不便就医或在就诊等待时，胃酸患者可以吃点苏打饼干或者服用一些非处方的抗酸药物来中和胃酸。

不可以自我药疗的泛酸

下述人群在出现泛酸、嗳气症状时，不适合进行自我药疗。因为这些患者的泛酸、嗳气属于器质性病变，有些甚至是癌前病变。常见的人群有：

● 大于 40 岁的男性。

● 既往有反复泛酸、嗳气病史者。

● 近期出现食欲减退、明显消瘦、贫血者。

● 伴腹痛、上腹胀满者。

● 伴消化道出血，即出现黑便，潜血检查阳性者。

● 既往有胃息肉、胃溃疡、萎缩性胃炎，肠化生及不典型增生等癌前病变者。

上述患者应去医院就诊，及时进行胃镜检查，否则将耽误治疗时机，延误病情。

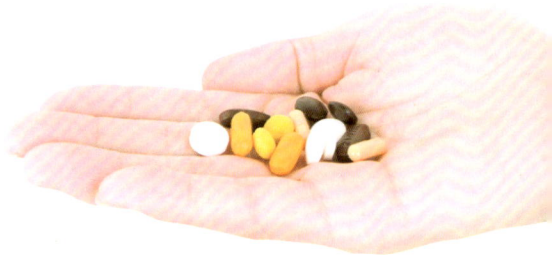

抑酸类、抗酸类药物是治疗因胃酸引起胃疼的首选药物。如需用药，请遵医嘱

胃不舒服：任何不适都得警惕

每个人都有过胃不舒服的时候，尤其是那些胃本来就不太好的人，胀气、泛酸、胃灼热、疼痛、恶心、呕吐等症状反反复复，虽不致命，但让人坐卧不安。然而，胃不舒服总是有原因的，胃不舒服的伤害累积久了，可能胃病就真的来了。

不明症状的胃不舒服

在门诊中，常听到有人说，这两天胃又难受了，不痛也不胀，就是不舒服。在现代快节奏的生活中，越来越多的人出现胃部不适。调查显示，胃病患者中约43%的人自述胃不舒服却说不清症状，这一比例已明显超过胃痛、胃酸或胃胀的患者。

胃不舒服的原因在哪儿

现在90%以上的胃病或者胃部不适都和胃黏膜受损有关，胃痛、胃酸、胃胀等症状可理解为其外在表现，强弱程度和胃黏膜受损程度有关。胃不舒服时，请谨遵医嘱选择具有保护与修复胃黏膜、促进其再生的药物，如葵花胃康灵。

胃不舒服不要乱服药

很多日本人如果胃不舒服就马上服用胃药，而美国人通常不服用胃药，只服用含消化酶的保健品。要知道，胃不舒服就服用抑制胃酸的药物，长期下去会使胃部状况变得越来越糟。所以，日本人的胃癌发病率是美国人的十几倍。建议，容易胃痛和胃积食的人一定要和医生说明详细情况，并且让医生开一些含消化酶的保健药品。

食欲差、容易饱服多酶片

食欲差、容易饱是消化液分泌不足的症状，患者需要适量补充些消化酶，如胃蛋白酶、胰酶等。目前医院常用的多酶片、复合消化酶（达吉）等均为多种消化酶的复合制剂。多酶片有一层肠溶薄膜衣，整片吞服更有效。

胃镜检查要注意什么

众所周知，胃镜检查是一项很常用的胃病检查项目，而所有经历过普通胃镜检查（医生会将手指粗细的胃镜导管沿着受检者的喉咙插入胃中）的人都会用痛苦、恶心等形容词来描述此项检查的过程。虽是如此，但胃镜检查仍是目前诊断食管、胃和十二指肠疾病最可靠的方法。

什么情况下需要做胃镜

● 出现不明原因上消化道出血，如呕血、黑便。

● 既往有消化性溃疡、萎缩性胃炎、息肉等，需要定期胃镜复查。

● 上消化道症状，如恶心、呕吐、腹痛、腹胀等时间较长考虑胃部疾病，需做检查以确诊者。

● 有上消化道肿瘤者，如消瘦，有胃癌、食管癌家族史，大便潜血阳性等。

胃镜检查要注意什么

1 检查前一天应禁止吸烟，以免检查时因咳嗽影响插管；禁烟还可减少胃酸分泌，便于医生观察。另外，前一天晚餐后要禁食，以免影响医生观察病情。

2 胃镜检查过程中，不要紧张，听从医护人员的指挥，缓慢地深呼吸以减少不适反应。

3 胃镜检查结束后，因咽部局麻的影响，需1小时后才能进食或饮水，否则易引起呛咳。

4 检查后1~2天内，有些人会有短暂的喉咙痛、喉部异物感、咳嗽等，含润喉片或西瓜霜片剂等可减轻症状。

5 做了组织活检的患者，应在检查后1~2天内进食温凉不烫的软食，如稀饭、软面条、牛奶等，忌食生、冷、硬等刺激性食物，禁止吸烟，以免加重或诱发创口出血。如果疼痛剧烈，应到医院就诊。

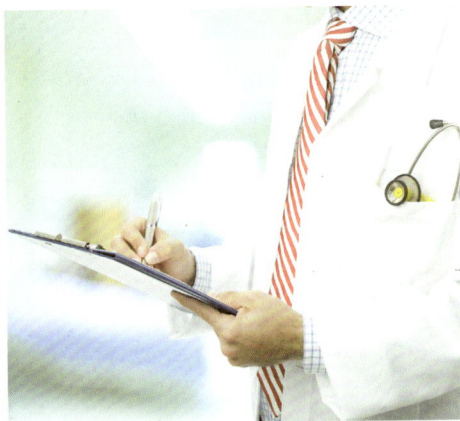

高度警惕胃癌的胃外表现

众所周知：胃癌是以消化道症状表现为主的，如上腹胀痛、恶心、呕吐、食欲减退等。但有的胃癌患者，其症状则以胃外表现为主，如贫血、癌旁综合征（血栓性静脉炎、皮肌炎等）。临床上常常碰到因胃外症状就诊而最终被确诊为胃癌的患者，这使患者家属很疑惑，很长时间都不敢面对患癌的事实。那么什么是胃癌的胃外表现呢？

贫血

由于胃癌溃疡面长期小量渗血，加之胃的吸收功能下降，就会导致人体缺铁性贫血。患者常感觉疲乏、倦怠，并有黑血便表现。有些溃疡型胃癌，严重者还会呕血。

胃癌的癌旁综合征

该病是胃癌患者可能出现的血液、皮肤、神经、肾脏、内分泌等系统疾病的表现。主要表现有：腹痛、腹泻、便秘、腹泻便秘交替、腹水、胸痛、胸水、头晕、贫血、双下肢肿、黄疸、皮肤紫癜等。常见疾病有：皮肌炎（关节背面有红斑、色素沉着、肌肉感觉肿胀、压痛及运动障碍）。

血栓性静脉炎

该病症往往反复发作，表现为肢体苍白、发凉、酸胀、乏力、间歇性跛行，有的患者还感觉肢体麻木、刺痛。此外，胃癌转移引起的胃外症状，以远处转移的脏器为主要表现。

卵巢转移

临床表现为急性腹痛、月经不调、下腹包块等，多发生于绝经前期或青年女性。两侧卵巢可同时受胃癌细胞侵袭，易误诊为单纯性卵巢肿瘤。

淋巴结肿大

恶性程度较高或晚期胃癌，可经胸导管逆行转移至左锁骨上淋巴结，或转移到脐周。体检时，可在左锁骨上窝或脐周触摸到肿大、质地坚硬而固定的癌性结节。

肝转移

胃癌肝转移率较高，常见于慢性肝炎、肝硬化等肝病症状，如肝区不适、黄疸、腹泻等，一般没有消化道症状。

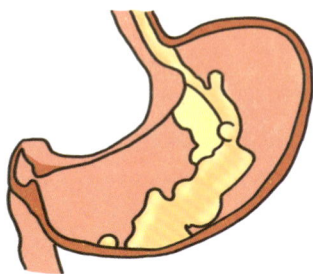

提醒

出现上述症状的患者，不要只停留在症状表面，一定要留心观察这些非正常的胃外表现，尽早到肿瘤专科医院进行详细检查，以排除胃癌的可能。

同是胃病，发病各不一样

小孩也会得胃病

一般人认为，胃病是成年人才可能患的一类疾病。实际上，儿童也会患胃病，而且是多发病之一。据统计，近年来儿童患胃病的人数正在逐年上升，就连一些乳牙还没长齐的幼儿也可能有胃病。

当心儿童患胃病

儿童得胃病的原因不外乎以下几种：

冷饮过多	乱吃零食	进食不定时
绝大多数孩子都有吃冷饮的习惯，冷饮吃多了，使胃长期受寒冷和化学物质的刺激，易损伤胃黏膜	孩子饭前饭后乱吃零食，等到吃正餐时反而没了胃口，这一饱一饿，极易损伤胃	有的孩子为了做作业，或者专心看动画片、玩游戏，一入迷就忘了吃饭的时间。坐久了，胃部血流自然减慢，影响食物的消化。另外，错过了正常进餐的时间，会影响食欲，反倒比平时吃得少

所幸的是，对多数患儿来说，胃黏膜损伤一般较轻，加之儿童胃酶分泌量小，很少转变成慢性。因此，儿童得胃病了，家长不必过于担心，最重要的是让他们从小养成良好的饮食习惯。

婴儿易患胃食管反流

胃或十二指肠内容物流入食管，称为胃食管反流。一般来说，周岁以内的婴儿都存在不同程度的胃食管反流，尤以 6 个月以内婴儿为多。

其实，90% 胃食管反流属于生理性反流，表现为喂奶或进食后少量呕吐，持续时间短，一日数次至十多次不等。大约 10% 的患儿为病理性反流，这些患儿表现为呕吐持续存在，发生以空腹及夜间为主。

短暂的食后反流多为生理现象，不需要特殊处理。平时应注意少量多次喂养，食物稠厚为宜，每次喂食后将小儿保持竖立体位，轻轻拍背 10~15 分钟，有助于防止反流。患儿喂奶后取前俯 30° 角。随着年龄增长，胃的贲门括约肌发育逐渐完善，约 60% 胃食管反流患儿于生后 12~18 个月可自行缓解。

年轻人的胃病扛不得

研究显示，年龄每增长 10 岁，人群胃病发病率就会递增约 14%。随着近年来生活节奏加快，不注意科学饮食，年轻人患胃病的比例也在逐步增加。然而年轻人自持生命功能旺盛，或忙于生计、拼搏事业，面对胃病并没抱有一份科学的态度。《生命时报》的一项调查显示，92.3% 的人曾出现过胃不舒服的现象；在感到胃不舒服时，49.34% 的人选择"忍着"，29.76% 的人选择"自己买药吃"，只有 8.16% 的人表示会去看医生。

胃病真能扛吗

几年前，一位女白领因胃溃疡殒命的消息，在微博上广为传播。23 岁的她，却已是胃病的"老患者"。"每天晚上 9 点后进食，吃完就睡养成了我的胃出血""我印象中自己有个铁胃，

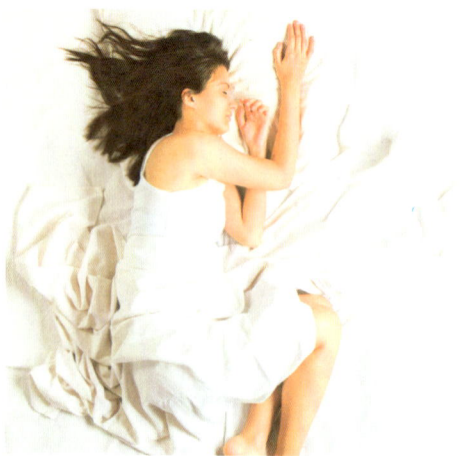

一旦出现了胃病的预警信号，不可硬扛，一定要及时就医

怎么也会疼到这般地死去活来""求胃药……疼死了"……一系列微博记录下了她与胃病搏斗的点点滴滴，却也成为她为世人敲响的警钟。

消化道出血是一种常见胃病。很多人就是因为胃不舒服，自己忍着或者乱用药，直到最后出血才去医院，这时已经很危险了。特别是对大量出血的患者，应该争分夺秒进行抢救，把患者立即送往医院是当务之急。

及时就医很有必要

三餐不定、暴饮暴食、抽烟喝酒、压力过大、心情不好等，都会让胃病在不知不觉间盯上年轻人。常见的胃病主要有胃炎和溃疡等。胃炎分急性和慢性，如果胃炎迁延不愈，可从浅表性胃炎发展到萎缩性胃炎，甚至到最后发展成为胃癌。对于消化性溃疡，凭现在的医疗条件是完全能够治好的，但问题就在于有些患者自己耽误了，若出现呕血、便血甚至穿孔后再到医院，就可能耽误最佳治疗时间。

还有大量饮酒或暴饮暴食导致胃出血甚至胃穿孔的年轻人，有些送到医院时血如泉涌，再晚点就可能丧命。而由胃病转化成胃癌，在早期很难发觉，很多人一查出来就是中晚期。

因此，一旦出现了胃病的预警信号，如食欲减退、消化不良、面黄肌瘦、大便不规律等，一定要及时就医，并在生活中注意调理。

老年人的胃病常合并他病

老年人随着年龄的增长，出现脏腑功能的衰退，气血阴阳失调，发生全身性、多系统逐渐的功能衰退。因此，老年人的胃病常与其他疾病合并存在，需要综合治疗。

老年胃病的症状不明显

老年人患胃病后，症状常不典型，因此，不能仅依据自觉症状作为判断胃病轻重的标准。医院里，常见到一些老年患者的慢性胃炎很重，或正处在胃炎活动期，却常缺少自觉症状。因而，老年慢性胃炎发病时主诉较少，也较轻微。这是因为老年人感觉较迟钝。有相当部分老年人患有慢性胃炎时，平时却无自觉症状，而以合并消化道出血或癌变作为首发症状。若症状隐藏，没能早期发现与治疗，则预后不佳。

老年人更易发生并发症

老年人常由于患有多种老年性疾病，特别是心、肺、肾功能不全，易发生胃病的并发症。如慢性胃炎并糜烂性病变，因胃小动脉硬化，血循环障碍，胃黏膜屏障受损，引起呕血或黑便。老年人患胃病后，食欲减退，胃酸减低，致使消化与吸收不良，甚至引起营养不良、贫血、低蛋白血症等，使机体抵抗力下降而易发生感染。

另外，老年胃病常与其他疾病合并存在，如糖尿病、冠心病、高血压、肺气肿、胆囊炎、胆石症等。

治胃病坚持按疗程服用

老年人治疗胃病切忌"三天打鱼，两天晒网"，不适症状明显时，就大把吃药，而症状稍有缓解就把胃病忘得一干二净，这对胃病的治疗没有任何意义。

胃部不适症状消失并不等于胃病就已经完全好了，这时候停药反而会提高发病的频率，加重病情恶化。胃病是一种慢性病，只有坚持不懈遵医嘱按疗程服用，才是治疗胃病的关键。

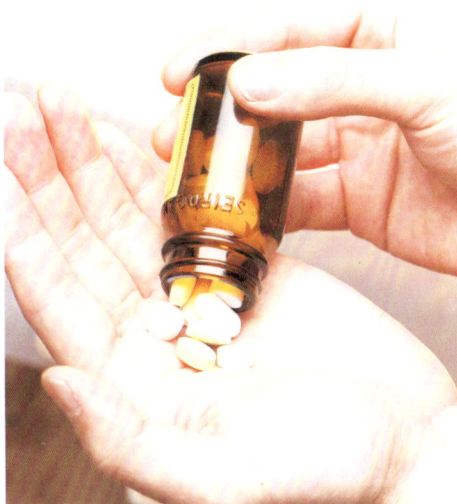

治胃病不可擅自停药

老胃病靠养也靠治

胃病为何老是断不了根

"年年治，年年犯，犯了就治，治了还犯，反反复复，苦不堪言。"这句话真实道出了老胃病患者的切身体会。老胃病是指慢性胃炎，胃、十二指肠溃疡等病程长、易于反复发作的慢性胃病，多发人群为中老年人。而要避免老胃病反复发作，调节生活方式和规范用药一定要"两手抓，两手都要硬"。

治胃病要防复发

导致老胃病的其中一大原因就是胃黏膜受损，继而在胃酸和胃蛋白酶的侵袭下发生溃疡，治疗不当和不注意生活中的保养导致溃疡经久难愈，反复发作。比如，心脏不好的老年人，经常服用如阿司匹林等对胃黏膜有损害的药物，极易使胃病反复发作，久而久之形成老胃病。

老胃病的调养措施

- 少吃多餐，饭只吃七分饱。
- 多吃蔬菜和粗纤维食品，如芹菜、香菇等。
- 戒食辛辣、油炸、烟熏食物，不吃过酸、过冷等刺激强烈的食物，不饮酒，少饮浓茶、咖啡。
- 要服用能够治疗溃疡的药物，如葵花胃康灵等。

治愈老胃病贵在坚持

治疗老胃病，不要稍有好转就盲目乐观，不按时用药或干脆停药，治一治、停一停，造成病情反复。生活方面也不得马虎大意，要养成不抽烟、不喝酒、不熬夜的良好生活习惯，并把体重控制在正常范围内，保持心情愉快，避免穿太紧的衣服。把治与养坚持到底，老胃病自然和你说"拜拜"。

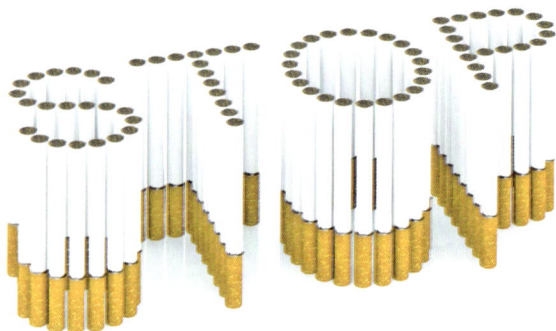

治疗溃疡是关键

很多老胃病患者经常会出现胃痛、胃胀、泛酸、嗳气等症状，在"对付"老胃病的过程中治疗溃疡是关键，同时也要针对这些引起身体不适的症状进行治疗，做到"标本兼治"。

学会给胃肠减负

● 宜少食多餐，这不但可以避免因过饱影响消化，或因饥饿产生痉挛，而且在胃中经常有适量食物，可以起到中和胃酸的作用。

● 选择易消化的食物，如稀饭、馒头、面条、饼干、牛奶等。

● 不吃过冷过热或辛辣食物。

● 养成定时定点吃饭、细嚼慢咽的习惯。

修复受损的胃黏膜

治愈胃溃疡，是缓解及根治老胃病的重要环节。因为老胃病患者的胃黏膜已经受损，易出现溃疡等问题，所以，在改善生活方式不给胃肠增加负担的基础上，还要"主动出击"，修复受损的胃黏膜，这就需要在医生的指导下规范用药。

治疗老胃病很难一蹴而就，因此选择既疗效确切又服用方便的药物非常重要。如葵花胃康灵能有效保护胃黏膜，是治疗慢性胃炎、消化性溃疡的常用药物。

治疗老胃病坚持按疗程服用

老胃病难以治愈，常反复发作的最主要原因就是大多数患者在症状缓解后立刻停药，不再继续服用药物治疗。究其根本原因有三：

1 西药联合用药种类多，服用麻烦。

2 西药药量大，老年人肝肾功能不怎么好，长期服用不安全。

3 多种药物价格高，长期服用治疗费用较高，很多患者无法承受。

老胃病治疗的根本在于抗溃疡，在胃痛、胃胀等症状缓解乃至消失时立刻停药是不科学的，症状的消失并不代表着已经痊愈，因为溃疡的愈合、胃黏膜的修复与再生都需要时间。在症状消失时，还应继续服药一段时间，以达到治疗溃疡、防止老胃病反复发作的目的。

过分忌口没必要

患了胃病，周围一定有人会善意地提醒你，这个伤胃，不能吃；那个不好消化，最好也别吃。忌口，似乎成了胃病患者绕不过去的坎儿。其实，无论是从医学还是营养学的角度来看，过分忌口对胃病患者的康复有害无利。

别陷入忌口的恶性循环

胃肠道疾病与饮食营养有特殊的关系：胃肠道的主要功能是消化食物、吸收营养，所以当胃肠道发生疾病，势必影响食物或营养的摄入。就慢性胃炎和溃疡患者而言，他们不得不经常面对这样的困境：胃病不愈，腹部疼痛、不适等症状导致进食减少，营养摄入不足；而营养摄入不足反过来又不利于炎症或溃疡的愈合，因为消除感染、填补溃疡灶需要充分的营养供应。这就形成了一个恶性循环。

医院中，经常可以见到饮食摄入很差、非常消瘦的胃病患者。从某种程度上讲，慢性胃炎和溃疡的治疗必须打破这个恶性循环，使患者能摄入充分的营养，加快胃病治愈。

生冷食物不是胃病的主因

在 20 世纪 90 年代以前，幽门螺杆菌还没有被确认为是慢性胃炎和溃疡最重要的致病因素，医生们普遍认为，胃黏膜的防御机制受损是慢性胃炎和溃疡最主要的发病因素，加强对胃黏膜的保护是最重要的治疗原则。很自然地，人们认为生、冷、凉、热、黏、硬、粗糙、刺激性的食物会伤害胃黏膜，为了保护胃黏膜，必须忌食这些食物。

然而，现在已经知道，幽门螺杆菌感染才是导致慢性胃炎和溃疡的最重要的病因，上述食物与幽门螺杆菌感染并无直接关系。因此，忌口太多势必造成营养摄入不足或不均衡，弊大于利，得不偿失。但如果哪怕只吃稍微有一点儿刺激性的食物，如生的蔬菜都会导致胃部疼痛的话，那说明胃炎或胃溃疡病情比较严重，需要服用或调整药物来加强治疗，而不能单纯依靠忌口来避免疼痛。

总之，慢性胃炎和溃疡患者在选择食物的时候，只要不加重疼痛或其他症状（试吃过就会知道），应尽可能选择各种各样的食物，以达到均衡饮食的要求，不宜有很多忌口。

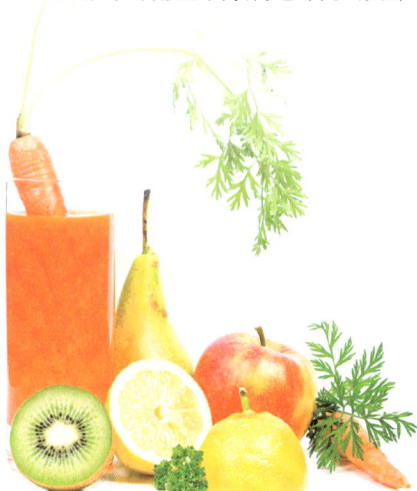

调养有招，胃病不复发

急性胃炎——饮食不能马虎

胃炎是指任何病因引起的胃黏膜炎症，是一种常见疾病，可分为急性和慢性两类。急性胃炎起病较急，症状也较为严重。致病原因包括细菌或病毒感染、大量饮酒、过量服用水杨酸等药物、食物过敏等。主要症状表现包括上腹部不适或疼痛、肠绞痛、食欲减退、恶心和呕吐等，甚至出现中毒症状。

急性胃炎的营养治疗

第一阶段
1. 腹痛明显或持续性呕吐者，应禁食，卧床休息，由静脉输液补充水分和电解质。 2. 杜绝任何致病因素对胃黏膜的刺激，注意防止脱水和酸中毒。 3. 病情较轻者，可采用清流食或流食，持续时间为1~3天。 4. 每日5~7餐，每餐量200~250毫升，每日流食总量1200~1800毫升，避免增加胃的负荷和对胃黏膜的刺激。

第二阶段
1. 在度过急性期后，可给予易消化、无刺激的少渣半流饮食，如大米粥、蛋花粥、鸡蓉粥等。 2. 急性胃炎患者应选择流质食物，如米汤、藕粉、果汁和蛋汤等。 3. 禁用食物粗粮、杂豆、粗纤维食物（如韭菜、芹菜），刺激性调味品，如辣椒、咖喱、芥末、强烈的香料等，浓茶、浓咖啡等。对伴肠炎腹泻者，还应禁食蔗糖、牛奶、豆奶及相关产品。

急性胃炎流质食谱举例

早餐	牛奶250毫升、藕粉15克（伴腹泻者，不宜用牛奶，可单用藕粉）
加餐	果汁200毫升
午餐	牛奶蒸鸡蛋（牛奶250毫升 + 鸡蛋50克）
加餐	豆浆250毫升
晚餐	蔬菜汁甩鸡蛋（菜汁300毫升 + 鸡蛋50克）
加餐	米汤（大米25克 + 水400毫升）

慢性胃炎——因忽视而落下的病根

慢性胃炎中以浅表性胃炎与萎缩性胃炎最为常见，有时临床上两种病变同时存在。慢性胃炎的临床症状是由于胃功能失调后的多种因素引起的。因此，胃黏膜病变的轻重程度与患者的症状并不完全一致，尤其当泌酸功能增强和胃蠕动频繁时，胃部的症状就会加重。

慢性胃炎营养治疗的基本原则

1 细嚼慢咽，尽量减少胃部负担与发挥唾液的功能。

2 采用温和食谱，食物要做得细、碎、软、烂。烹调方法多采用蒸、煮、炖、烩与煨等。

3 少量多餐，每餐勿饱食，使胃部负担不过大。用干稀搭配的加餐办法，解决摄入能量的不足，如牛乳一杯、饼干2片。

4 增加营养，注意多给生物价值高的蛋白质和含维生素丰富的食物，贫血患者多给含铁多的动物内脏、蛋类、带色的新鲜蔬菜和水果，如番茄、茄子、红枣、绿叶蔬菜。

慢性胃炎的食物选择

1 食物清淡。少油、无或极少刺激性易消化食物。增加水果、果汁及新鲜少渣的蔬菜。

2 当胃酸分泌过多时，可喝牛奶、豆浆，吃馒头干等中和胃酸；当胃酸分泌减少时，可吃一些带酸味的水果或果汁，如山楂、橘子等，以刺激胃液的分泌，帮助消化。

慢性胃炎软饭食谱举例

早餐	大米粥（大米50克）、小花卷（面粉50克）、煮鸡蛋（40克）、酱豆腐10克
加餐	牛奶250毫升（如饮用牛奶后出现腹胀、腹泻等，可改用奶粉、酸奶或豆浆）、饼干25克
午餐	软饭（大米100克）、熘鱼片（鱼肉100克 + 黄瓜50克）、番茄鸡蛋汤（番茄50克，鸡蛋40克）
加餐	豆浆250克、清蛋糕25克
晚餐	大米粥（大米50克）、发糕（面粉50克）、肉末土豆丝（猪肉50克 + 土豆100克）
加餐	水果泥（水果150克）

山药蜜奶

材料 山药100克，脱脂牛奶400毫升。

调料 蜂蜜适量。

做法

❶ 山药去皮，洗净，切丁，入沸水中焯烫一下，然后捞出晾凉备用。

❷ 将山药丁、牛奶一起放入果汁机中搅打均匀，果汁倒出后加入蜂蜜调匀即可。

功效 山药含有大量淀粉、蛋白质、维生素、黏液质等，可健脾除湿、补气益肺、固肾益精、控制饭后血糖升高、润泽肌肤、改善更年期不适症状。

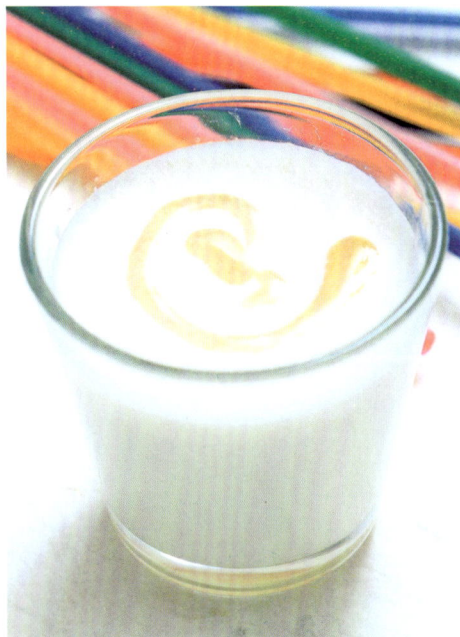

糯米莲子山药糊

材料 糯米60克，莲子、山药、红枣各20克。

调料 红糖15克。

做法

❶ 糯米淘洗干净，用清水浸泡2小时；莲子去莲心，用清水浸泡2小时，洗净；山药洗净，去皮，切小块；红枣洗净，用温水浸泡半小时，去核。

❷ 将上述食材倒入全自动豆浆机中，加水至上、下水位线之间，按下"米糊"键，煮至豆浆机提示米糊做好，加入红糖搅拌至化开即可。

功效 健胃益肾，补益中气，适用于慢性萎缩性胃炎者。

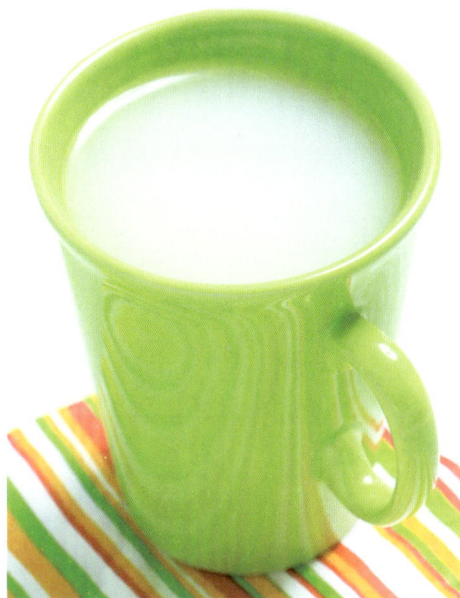

胃溃疡——易产生癌变等并发症

消化性溃疡包括胃和十二指肠溃疡，胃溃疡一般在餐后半小时左右疼痛，到下次进餐时有所缓解，而十二指肠溃疡一般是空腹痛、夜间痛。胃溃疡如不及时诊治，可产生上消化道出血、穿孔、幽门梗阻、癌变等并发症，严重危害健康。据临床研究表明，有10%～20%的胃溃疡患者有慢性发作久治不愈的病史，而其中又有10%的患者会发生癌变。

胃溃疡患者的饮食原则

1 每日定时定量，避免过饥过饱。

2 选用易消化、营养价值高及保护胃的食物。如面条、粥、鸡蛋、鱼和瘦肉等。

3 在溃疡病急性发作或出血刚停止后，最好采用流质饮食，每2小时进食无糖凉牛奶50～100毫升，对不习惯饮牛奶或腹部胀气明显的患者，可换用米汤，也可用豆浆、稀藕粉、蒸蛋羹等替代。对于疼痛较轻、无消化道出血的患者，可食细软易消化的少渣半流质食物。当病情稳定，症状明显减轻时，可食用面条、小馄饨、小蒸包、小花卷和面包等。

4 烹调方法宜用蒸、熬、煮、汆、烩等烹调方法，忌用煎炸的食物。忌用粗纤维多、硬而不消化的食物。

5 不宜多饮多食茶、咖啡、盐，它们会刺激胃酸分泌。

胃溃疡流食食谱举例

早餐	藕粉15克
加餐	米汤（大米25克＋水400毫升）
午餐	蒸蛋羹（鸡蛋60克）
加餐	豆浆250毫升
晚餐	菜汁甩鸡蛋（菜汁250毫升＋鸡蛋50克＋团粉10克＋香油5克）
加餐	牛奶250毫升（如饮用牛奶后出现腹胀、腹泻等，可改用奶粉、酸奶或豆浆）

圆白菜汁

材料　圆白菜叶适量。

做法

❶ 圆白菜叶洗净，沥干后切成小片，剁碎。

❷ 将剁碎的圆白菜叶放入纱布中挤汁。

功效　圆白菜被誉为天然"胃菜"，圆白菜富含维生素 U，维生素 U 对溃疡有很好的调理作用，能加速溃疡的愈合，还能预防胃溃疡恶变。

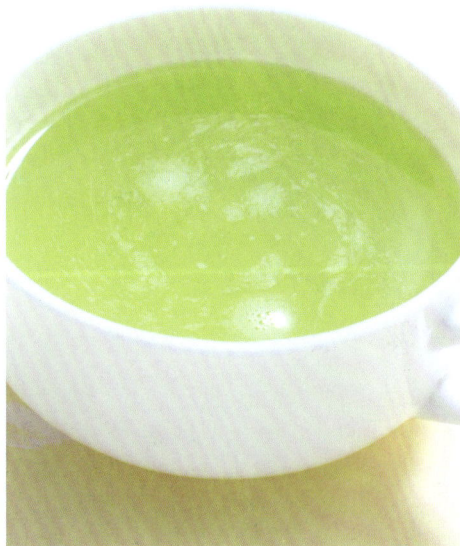

茉莉花粥

材料　茉莉花 5 克，大米 50 克。

调料　白糖适量。

做法

❶ 将大米淘好备用；茉莉花洗净，放入锅中，加适量水，煮沸后捞出。

❷ 在原沸水中下入大米一起煮成粥，出锅前加白糖调味。

功效　健脾养胃，保护肠胃，适用于胃溃疡、十二指肠溃疡。茉莉花味辛甘、性温，能帮助胃的消化吸收、缓和胃痛，对腹痛、腹泻有很好的疗效。大米味甘、性平，入脾、胃经，有健脾养胃、固肠止泻之功，最适宜煮粥食用。

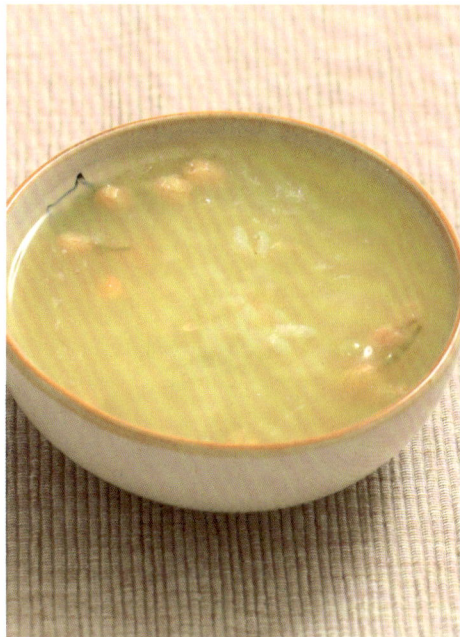

胃肠神经症——情绪变，病波动

胃肠神经症，又称胃肠道功能紊乱，是一组胃肠综合征的总称，系高级神经活动障碍导致自主神经系统功能失常，主要为胃肠的运动与分泌功能失调，常无器质性病变。患者除有上腹不适、腹痛、嗳气、恶心、便秘或腹泻等消化不良症状外，还有自主神经不平衡的表现，如心悸、失眠等，特别是症状常随情绪变化而波动。

饮食调理措施

1 饮食以少渣、易消化食物为主，避免刺激性饮食和浓烈的调味品。

2 神经性厌食患者须住院治疗，并逐渐培养正常饮食习惯。

3 凡严重营养不良、消化与吸收功能减退、鼻胃管进食又引起腹泻的患者，需要静脉输入营养液。

4 以便秘为主的肠激惹综合征患者多食纤维蔬菜往往有辅助调理效果。

按摩治疗方法

摩腹： 仰卧位，膝屈曲，两手掌指相叠，置于腹部，以肚脐为中心，在中下腹部沿顺时针方向摩动，逐渐扩大范围，时间约3分钟。

提拿： 腹部用两拇指和其余四指置于腹部正中，对应钳形用力，捏拿并提起，一拿一放，以拿提时感觉酸胀、微痛，放松后感觉舒展为宜，反复捏拿5~7次。

擦腰骶部： 坐位，腰部微屈，两手五指并拢，掌指紧贴腰部，用力向下摩擦至骶部，如此反复揉摩约2分钟，以皮肤微红有温热感为宜。

捏脊： 俯卧位，裸露脊背，全身肌肉放松，两手自然屈曲成虚拳状，拇指伸张在拳眼上面，食指和中指横抵在尾骨上，两手交替沿脊背正中向颈部方向推进，随捏随推，如此反复3遍，使脊背皮肤出现微红、灼热感。在推捏过程中每捏3下就向后上方提一下，有时可听到清脆的响声。

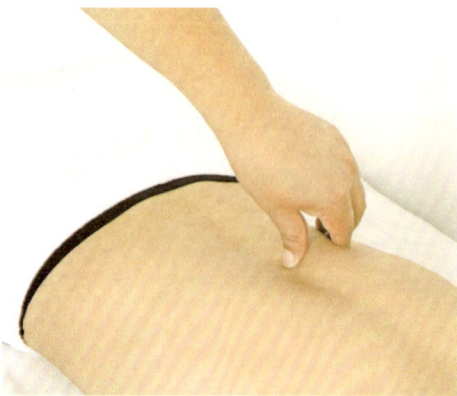

捏脊有助于胃肠神经症的康复

西芹百合

材料 西芹 250 克，鲜百合 50 克。

调料 蒜末、盐各 3 克，味精、香油各少许。

做法

① 西芹择去叶，洗净切片；鲜百合洗净，掰瓣；将西芹和百合分别焯烫一下捞出。

② 油锅烧热，下蒜末爆香，倒入芹菜和百合炒熟，加盐、味精，淋上香油即可。

功效 促进胃肠蠕动，镇静安神。芹菜富含膳食纤维，可以通便，还有镇静之功；百合具有宁心安神、补中益气之功。

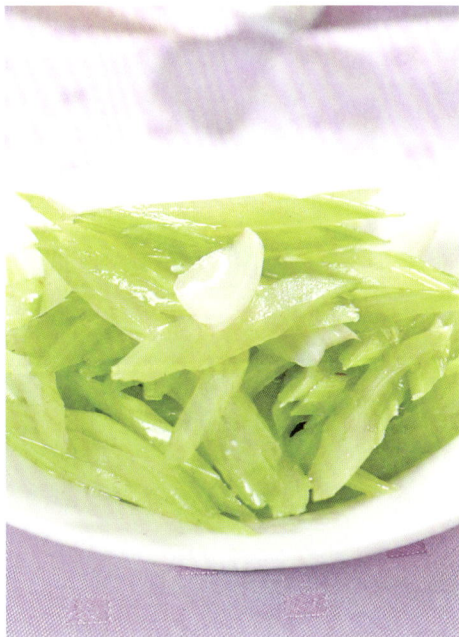

香菇笋片汤

材料 竹笋 200 克，干香菇 5 朵，青菜心 50 克。

调料 盐 4 克，鸡精 2 克，香油适量。

做法

① 将香菇泡发，去蒂，洗净后一切 4 瓣；竹笋去壳切片；青菜心洗净，切段。

② 将香菇、笋片放入锅中，加适量清水置火上烧开，出锅前加入青菜心稍煮，放入盐、鸡精调味，淋入香油即可。

功效： 香菇有滋阴凉血、补益胃气、开胃健脾的功效；竹笋有补肝肾、健脾胃、益气血、益智安神的功效。二者搭配，对食欲缺乏、胃口不好、酒醉恶心等有一定效果。

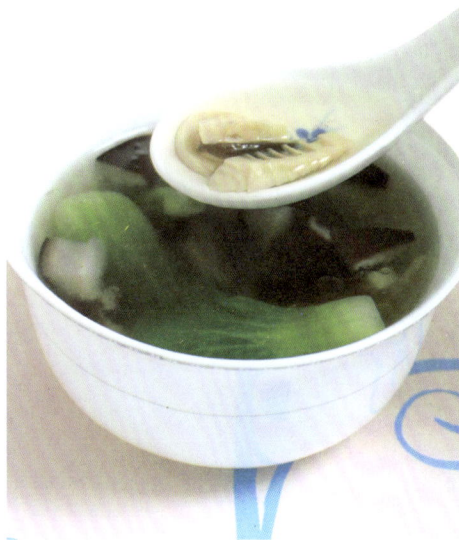

胃下垂 ——让胃升举起来

胃下垂，顾名思义是胃的位置下降了。正常人的胃，下缘应在肚脐水平，而胃下垂患者的胃下缘可达盆腔，严重者还可进入盆腔内。此病好发于老年人、瘦长体形者、产妇、长期卧床和体质衰弱的人，常与其他脏器（肝、肾、结肠等）下垂并存。胃下垂患者中，轻者多无症状，重者可有上腹不适、饱胀感、恶心、呕吐、打嗝等。这些症状在餐后或长久站立时加重，卧床则可减轻。

饮食调理原则

1 选择的食物应富有营养、容易消化而体积又比较小。膳食搭配上应注意动物蛋白质和脂肪酌量多一些，蔬菜和米面类食物少一些，并可采用少吃多餐的方法，增加次数，减轻胃的负担。

2 胃下垂的老人补充一定脂肪是必要的，但是要把握个度。具体来说，饮食比例应该大致这样：碳水化合物占60%～70%，蛋白质、脂肪占20%。所以说光吃脂肪是没有效果的。尤其是对于"三高"症（高血压、高血糖、血脂异常）的老人，脂肪摄入多，容易导致动脉粥样硬化。

3 胃下垂的老人可以多吃易消化的食物，如稀饭、面条等；少吃油炸、辛辣食物，避免增加胃部不适症状。

胃下垂运动康复操

全身锻炼：如太极拳、八段锦、五禽戏、散步等。

腹肌锻炼：仰卧，双腿伸直抬高放下，反复进行数次，稍休息再重复做数次。也可在仰卧时，双腿模拟蹬自行车的动作，或做下蹲动作。

姿势调理：饭后卧床20～30分钟，取头部放低，骨盆垫高的姿势，使胃向上移。

按摩腹部：一般在体育锻炼之后进行，时间为10分钟左右。患者可屈膝仰卧，然后以右手按揉腹部，再根据胃下垂的不同程度，自下而上托之。最后以逆时针方向在腹部做环形按摩。

仰卧起坐：仰卧，下肢不动，收腹，坐直，上体成坐位后还原成仰卧。仰卧起坐次数由少而多，逐渐增加。

注意：胃下垂患者要避免剧烈活动，尤其是跳跃活动，不要长时间站立。

做仰卧起坐可增加腹肌张力，从而缓解胃下垂

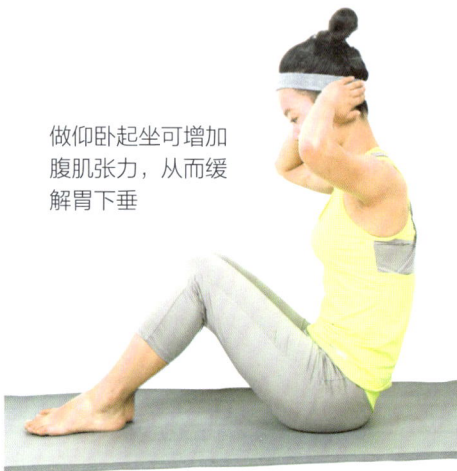

黄豆黄芪大米豆浆

材料　黄芪 25 克，大米 80 克。
调料　蜂蜜 10 克。
做法

❶ 大米淘洗干净；黄芪煎汁备用。

❷ 将大米倒入豆浆机中，淋入黄芪煎汁，再加适量清水至上、下水位线之间，煮至豆浆机提示做好，过滤后凉至温热，加蜂蜜调味后即可饮用。

功效　改善气虚，气血不足。

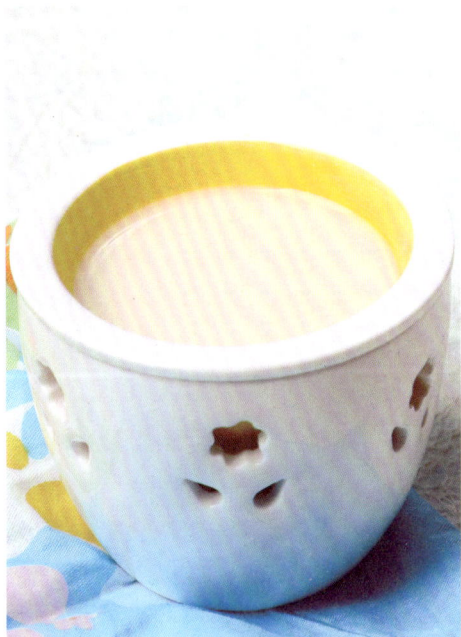

黄芪山药薏苡仁粥

材料　薏苡仁、大米各 50 克，山药、黄芪各 30 克。

做法

❶ 薏苡仁、大米各洗净，薏苡仁用水浸泡 4 小时；山药洗净，去皮，切丁；黄芪洗净。

❷ 锅置火上，倒入黄芪和清水，中火煮沸后转小火熬煮 30 分钟，去渣取汁。

❸ 在黄芪汁中放入薏苡仁，大火煮沸，20 分钟后加入山药丁、大米，转小火熬煮至米烂粥稠即可。

功效　提升中气，补气升阳，改善脾气虚、脾气下陷。

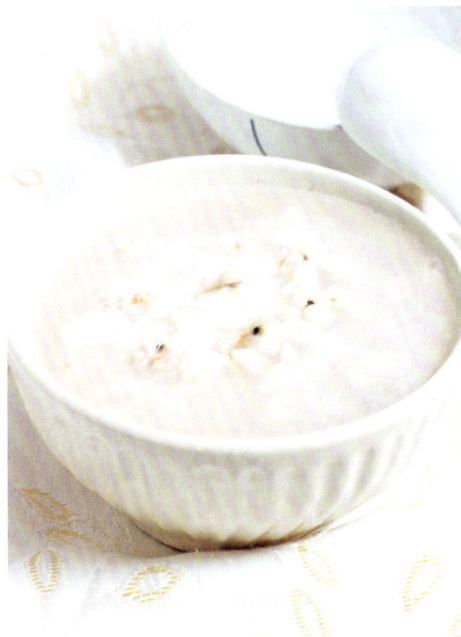

胃食管反流——因忽视而落下病根

胃食管反流病是一种常见的消化系统疾病，是胃内容物反流而引起的不适症状或并发症，其典型症状是上腹痛和胃灼热，也就是胸骨后区出现烧灼样的感觉。进食高脂肪、高蛋白的食物越多，就越容易引发胃食管反流病。在我国，每 100 人就有六七个人会出现频繁的胃灼热、上腹痛等症状，很多人不知道这是得了胃食管反流病，如果长期得不到合适的治疗，将可能引发诸如食管狭窄、食管炎等并发症，还有喉炎、哮喘等。

饮食调养原则

1 定时定量进食，清淡饮食，进食应细嚼慢咽，少量多餐，晚餐尤其不宜饱食，睡前 2 小时不宜进食。

2 减少脂肪摄入，烹调以煮、炖、烩为主，少用油煎炸。

3 烹调少用香辛料，食物中可适当增加蛋白质，如瘦肉、牛奶、豆制品、鸡蛋清等。

4 少烟酒，饮食宜少刺激性（少吃辣椒、洋葱、大蒜等），少吃巧克力，少喝鲜柠檬汁等酸性饮料。

生活细节需注意

1 睡觉时抬高床头，仰卧时保持头高位，这是物理抗反流。

2 避免餐后立即卧床和睡前进食。

3 餐后 3 小时避免弯腰、端重物，以免增加腹压诱发反流。

4 肥胖者减轻体重，避免穿紧身衣服，由于肥胖使腹内压力增加，可诱发或加重反流。

药物治疗，维持很重要

胃食管反流病是一种慢性疾病，停药后半年的食管炎、症状复发率分别约为 80%、90%，故经初始治疗后，为控制症状、预防并发症，通常需要采取维持治疗。维持治疗包括原剂量或减量维持。还有间歇治疗，即剂量不变，但延长用药周期。

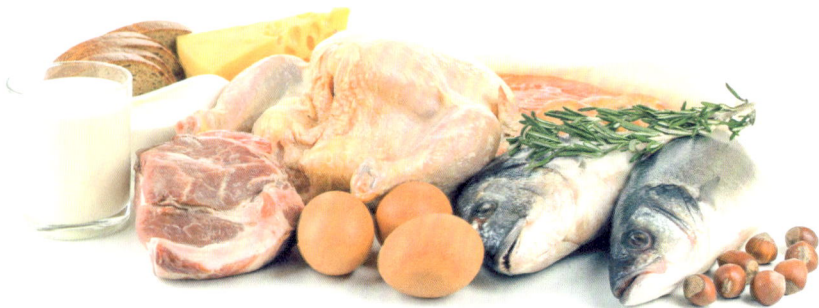

花生南瓜羹

材料　花生米 50 克，南瓜 200 克。

调料　白糖 10 克，水淀粉少许。

做法

❶ 花生米挑净杂质，洗净，沥干水分；南瓜去皮、瓤，洗净，蒸熟，碾成泥。

❷ 炒锅置火上，倒油烧至五成热，放入花生米炒熟，盛出，晾凉，擀碎。

❸ 汤锅内倒南瓜泥和清水烧开，下花生碎煮至锅中的汤汁再次沸腾，加白糖调味，用水淀粉勾芡即可。

功效　南瓜对气虚、脾胃虚弱、气短倦怠等有一定食疗作用；花生能够润肺、和胃、补脾、通便。二者搭配，能补中益气，保护胃黏膜。

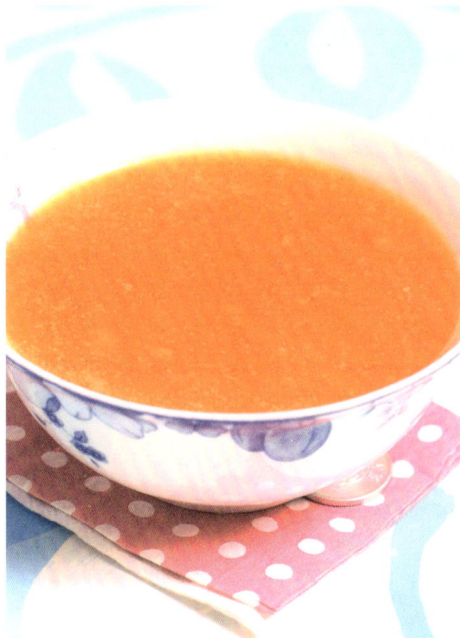

核桃花生小米粥

材料　小米 100 克，核桃仁 50 克，花生米 30 克。

做法

❶ 核桃仁稍微掰碎；小米淘洗干净。

❷ 将小米放入锅中，加足量水，大火煮 15 分钟，加入核桃、花生，大火烧开，转用小火慢慢熬至浓稠即可。

功效　健脾和胃，养心安神。

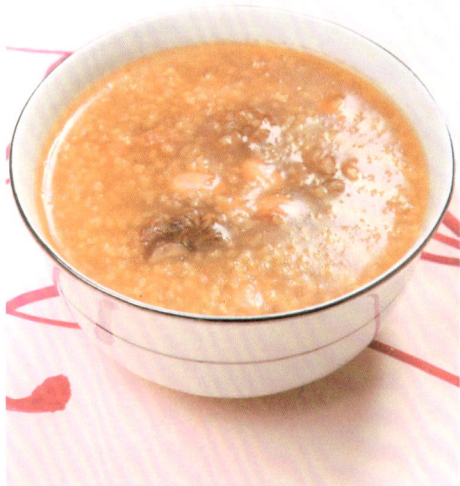

胃癌——早发现早治疗

胃癌是常见的恶性肿瘤之一，其发病率在我国居各类肿瘤的首位。大多数胃癌病人早期表现为消化不良症状，进食后上腹部短暂轻微地发胀、厌食、食量减少，或上腹部不适感等。随着病情的进展，胃部症状渐转明显，出现上腹部疼痛、食欲缺乏、消瘦、体重减轻和贫血等。后期常有癌肿转移、出现腹部肿块、左锁骨上淋巴结肿大、黑便、腹水及严重营养不良等。

早发现早诊断

约有80%的早期胃癌患者症状不明显，极易同胃炎、胃溃疡等胃病相混淆。所以，千万不要太过自信，只根据既往经验和症状来判断自己的疾病，也不要自行买药解决，这样做极有可能影响诊断，延误治疗。

提醒，当年轻人出现不明原因的上腹部不适、腹胀、隐痛、食欲减退、恶心、呕吐、困倦、易疲劳、进行性消瘦与贫血、柏油样大便甚至呕血等表现时，要及时到医院进行检查。

胃癌如能早期发现，5年存活率可达90%。因此，早发现、早诊断、早治疗非常重要，对胃癌高危人群要进行定期观察，必要时复查胃镜。

饮食调养措施

1 对于早期胃癌患者，应给予易消化、含蛋白质及脂肪较丰富、烹调较烂的食物，尽量减少食物中不易消化的粗糙食物的含量，以免加重病情。

2 对于胃窦癌，尤其是溃疡型者一定要给予软食或半流食，食物不宜过冷过热，以免因温度的变化造成胃黏膜出血。

3 可大量食用新鲜蔬菜和水果，比如卷心菜、胡萝卜、花椰菜、柑橘、番茄、黄瓜等含有大量维生素C和维生素E等，可以阻止致癌的亚硝酸盐的形成。还可多吃山药、芦笋、茄子等有助于身体康复的食物。

4 胃癌患者应禁烟限酒。

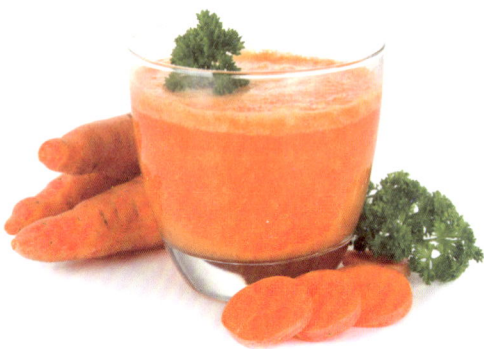

癌症患者接受化疗时，如能多吃些胡萝卜，可减轻化疗反应

百合芦笋汤

材料　芦笋 100 克，干百合 15 克。

调料　盐 5 克，鸡精少许。

做法

❶ 百合洗净，掰成瓣；芦笋洗净，切段。

❷ 锅中倒入适量清水烧开，放入百合煮至七分熟。

❸ 再加入芦笋段煮熟，用盐、味精调味即可。

功效　芦笋含有丰富的组织蛋白、核酸、叶酸、微量元素硒和游离态存在的天门冬酰胺，对各种癌症患者都有预防和调理的功效。百合可以增强免疫功能，并有抑制肿瘤细胞增殖的作用。

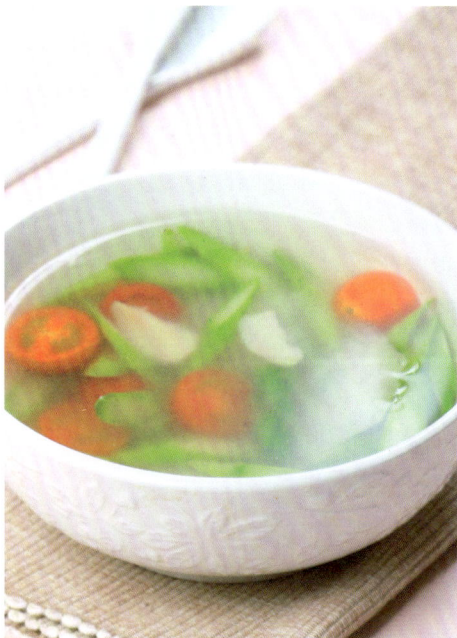

竹荪木耳汤

材料　竹荪、干木耳各 15 克，鸡蛋 1 个。

调料　盐、蘑菇高汤各适量。

做法

❶ 竹荪用清水泡发，沸水焯烫，捞出沥水；木耳泡发，洗净，撕小朵，沸水焯烫；鸡蛋打散成蛋液。

❷ 锅置火上，倒入蘑菇高汤，用大火煮沸，加入竹荪、木耳，用小火煮 10 分钟，淋入蛋液搅散，加盐调味即可。

功效　降脂减肥，适用于高血压病、高脂血症、肥胖症等疾病。

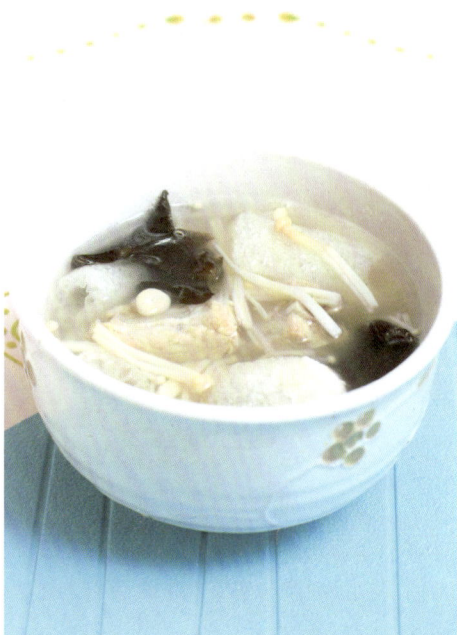

幽门螺杆菌——导致多种胃病的细菌

幽门螺杆菌（Hp）是一种寄生在胃黏膜下的细菌，对人的胃黏膜细胞有毒性作用，是慢性活动性胃炎、消化性溃疡、胃黏膜相关淋巴组织淋巴瘤和胃癌的重要病因。根据流行病学调查表明，在我国幽门螺杆菌感染率很高，成人感染率达40%～60%，北京地区达到56%，相当于两个人中就有一个人感染，但生病的人毕竟是少数，将近80%的人是无症状的，只有10%～15%的感染者可能发生消化性溃疡，更少的人可能发展为胃黏膜相关性淋巴瘤和胃癌。

幽门螺杆菌传染性强

幽门螺杆菌的传染力很强，可通过口腔、手、不洁食物、不洁餐具、粪便等途径传播。人感染幽门螺杆菌大多数是通过口腔传播，如共餐或接吻。由于中国人喜欢共餐，因此，幽门螺杆菌的感染率极高。

预防幽门螺杆菌感染的措施

1 避免接触感染，聚餐时提倡使用公筷及采用分餐制。当家人中有幽门螺杆菌感染者，家庭其他人员更要实施分餐制。

2 新妈妈要杜绝把食物在自己的口中嚼碎后喂给宝宝吃的习惯。牙菌斑和龋齿中都有少量的幽门螺杆菌存在，所以餐后应刷牙或漱口，以减少进餐中感染幽门螺杆菌的可能。

3 餐前洗手，不生吃不洁的瓜果，不吃不熟的肉类，都是阻止将幽门螺杆菌带入体内的有效措施。

幽门螺杆菌感染后怎么办

幽门螺杆菌感染后出现症状，发展为严重疾病的只是少数，不要因为有此感染，而害怕得胃病或胃癌。如果没有胃部不舒服、并且家里人没有胃癌病史的，不用进一步检查和治疗。如果平时就有上腹部不舒服，饮食注意了仍旧不缓解的，应进一步检查。如果长期服用阿司匹林、止痛片等非甾体消炎药，应根除幽门螺杆菌，有上腹部痛的症状时，在排除心脏疾病的情况下可行胃镜检查。如果自己的亲属（如父母、兄弟姐妹）有胃癌发生的，建议根除幽门螺杆菌，并定期进行胃镜检查。

检查幽门螺杆菌对治疗溃疡大有帮助

在溃疡病的发生中，幽门螺杆菌负有不可推卸的责任，超过90%的十二指肠溃疡和超过80%的胃溃疡都是由它引起的。所以如果患有溃疡，要去检查一下有没有这种细菌。如果有，解决它之后，溃疡病会改善很多。